**신진대사
혁명**

Metabolism Makeover © 2023 Megan Hansen, RDN.
Original English language edition
published by Girl Friday Books 318 W Galer Street Suite 101, Seattle Washington
98119, USA. Arranged via Licensor's Agent: DropCap Inc.
All rights reserved.
No part of this book may be used or reproduced in any manner
whatever without written permission except in the case of brief quotations
embodied in critical articles or reviews.
Korean Translation Copyright © 2025 by Content Group Forest Corp.
Korean edition is published by arrangement with Ethan Ellenberg Agency,
New York through BC Agency, Seoul

이 책의 한국어판 저작권은 BC에이전시를 통해
저작권자와 독점계약한 포레스트북스에 있습니다.
저작권법에 의해 한국 내에서 보호를 받는 저작물이므로 무단전재와 복제를 금합니다.

잘 먹고, 잘 태우고, 잘 내보내는 몸속 순환의 6가지 비밀

신진대사 혁명

메건 한센 지음 | 방경오 옮김

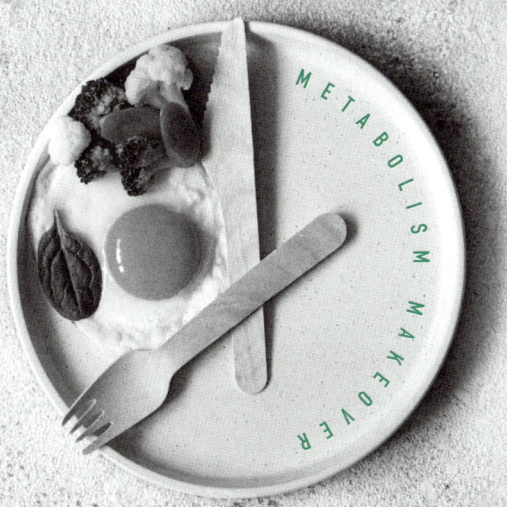

푸레스트북스

추천의 글

드디어 '덜 먹고 더 운동하라'는 낡은 다이어트 공식을 깨부술 해결책이 나왔다! 이 책은 몸과 마음의 근본적인 변화를 통해 신진대사를 회복하고 다이어트의 굴레에서 벗어나는 길을 안내한다. 또한, 변화를 장기적으로 유지할 수 있도록 잠재의식을 활용하는 방법도 제시한다. 반드시 읽어야 할 책이다!

— 케이티 웰스, WellnessMama.com 설립자

이 책은 우리 몸에 대한 깊은 이해를 바탕으로 각자에게 가장 잘 맞는 방법을 찾아갈 수 있게 도와주는 것은 물론, 건강과 체중 감량에는 결코 '하나의 정답'만이 존재하지 않는다는 것을 알려준다. 『신진대사 혁명』은 당신의 건강한 인생을 위한 필독서다.

— 로린 보스틱, The Skinny Confidential 브랜드 및 웹사이트 창립자

『신진대사 혁명』은 건강한 생활 방식으로 삶의 균형을 찾고 싶은 사람들을 위한 완벽한 로드맵이다. 무엇보다도 '스트레스 없이' 목표를 달성할 수 있도록 해준다!

— 브리짓 티트게마이어, 공인 영양사(RDN, LD),
통합 기능 영양학 공인 전문가(IFNCP), BeingBrigid Functional Nutrition 설립자

나는 이 책을 단숨에 읽어 내려갔다. 웃고, 울고, 다시 생각하고 또 되새겼다. 나는 이 책을 내가 아는 모든 여성에게 선물할 것이다. 지식과 유머, 진정성을 갖춘 전문가가 전하는 강력한 메시지가 담겨 있기 때문이다. 메건의 글은 독자들에게 '우리는 완벽하게 태어났으며, 끊임없이 성장해 나가는 존재'라는 사실을 깨닫게 해준다. 그녀는 삶의 모든 순간에서 현재에 집중하고, 자신을 있는 그대로 받아들이는 법을 가르쳐 준다.

— 에린 니치케 박사, ACE Health 건강 코치, 피트니스 영양 전문가, 치료 운동 전문가

차례

프롤로그 • 평생 안 찌는 몸의 비밀 • 9

CHAPTER 1
당신의 신진대사가 위험하다

왜 나는 다이어트에 매번 실패할까? • 21
신진대사부터 시작하는 진짜 건강 • 30
6가지 기둥으로 신진대사 바로잡기 • 36
나의 신진대사 건강은 몇 점일까? • 41

CHAPTER 2
혈당만 잡아도 반은 성공이다

자는 동안에도 살이 빠지는 사람들의 비밀 • 63
근육의 핵심 연료, 단백질 • 70
혈당의 완충제, 건강한 지방 • 79
우리 몸의 만능 해결사, 섬유질 • 85
탄수화물 똑똑하게 먹기 • 92
내 몸 맞춤형 BYO 식단 가이드 • 98
나만의 BYO 식단 구성하기 • 114

CHAPTER 3

근육이 많을수록 인생이 쉬워진다

문제는 과도한 지방이 아니라 부족한 근육이다 • 123
근육을 늘리는 최소한의 운동법 • 129
근력 운동 루틴 만들기 • 136

CHAPTER 4

하루 종일 앉아 있으면 생기는 일

움직이지 않는 몸은 병든다 • 145
일상 속 움직임이 인생을 바꾼다 • 152

CHAPTER 5

수면의 질이 삶의 질을 결정한다

사실 인생의 3분의 1은 수면 시간이어야 한다 • 165
건강한 수면 습관 실천하기 • 172

CHAPTER 6

스트레스를 내 편으로 만드는 방법

매일 스트레스받는 삶은 정상일까? • 185
스트레스 요인부터 줄여라 • 190
스트레스와 공존하며 살아가기 • 197

CHAPTER 7
장이 건강해야 온몸이 살아난다

장내 미생물이 내 몸을 좌우한다 •211
장 건강 관리 3단계 •218

CHAPTER 8
변화의 80%는 뇌가 결정한다

다이어트는 내가 아니라 뇌가 한다 •229
평생 유지되는 변화를 만드는 6단계 •233
새로운 나로 거듭나는 실전 가이드 •243

CHAPTER 9
평생 건강하게 사는 습관 완성하기

일주일 1시간으로 만드는 신진대사 혁명 •252

에필로그 • 당신은 이미 건강해지고 있다 •277

프롤로그
PROLOGUE

평생 안 찌는 몸의 비밀

　미국에서는 매년 4,500만 명이 다이어트를 한다. 다이어트 산업의 규모는 무려 730억 달러에 달한다. 업계가 제시하는 성공 공식은 간단하다. 칼로리를 계산하고, 적게 먹고, 많이 운동하라. 하지만 한 연구에 따르면, 90%가 이런 다이어트를 장기적으로 유지하는 데 실패했다. 성공 가능성이 거의 없는데도 우리는 다이어트를 계속한다. 단기간에 체중이 줄어드는 경험을 뇌가 긍정적으로 판단하기 때문이다. 건강 전문가들조차 성공률이 극히 낮은 다이어트 공식을 똑같이 배우고 홍보하고 있다. 다이어트 업계의 논리가 교육에도 깊숙이 스며들어 있는 것이다.

나 또한 다이어트 업계의 논리에서 벗어날 수 없었다. 영양사가 되기 위해 대학에 다닐 때였다. 체중 감량 프로그램을 만들어 직접 체험해 보는 수업이 있었다. 감량할 체중 1kg당 7,700칼로리를 줄이는 계산 공식을 만들고, 칼로리 섭취를 줄이거나 유산소 운동으로 칼로리를 많이 소모하는 방식으로 체중을 감량하는 프로그램을 짰다. 나는 2kg 감량을 목표로 다이어트를 시작했다. 몇 주 동안 하루에 1,200칼로리만 섭취하고 60분씩 달렸다. 점점 허기가 심해져 고통스러워졌고, 정신을 차려보니 기숙사 방바닥에 앉아 게걸스럽게 땅콩버터를 손으로 퍼먹고 있었다. 그렇게 쉬지 않고 먹어대다가 병이 텅 비고 나서야 손에서 내려놨다.

속이 울렁거리고 수치스러웠다. 룸메이트가 알게 될까 봐 걱정도 됐다. 하지만 진짜 두려움은 내가 방금 먹은 칼로리를 계산하면서 밀려들었다. 침대에 누워 초과된 칼로리를 만회할 방법을 궁리하며 끙끙 앓았다. 일찍 일어나 수업 전에 달릴까? 아침을 굶을까? 약속을 취소하고 저녁을 굶으면 될까? 아니면 일주일 동안 탄수화물을 끊을까? 하지만 어떤 방법도 본질적인 문제를 해결하지 못했다. 문제는 칼로리가 아니라 내 마음에 있었기 때문이다. 굶주린 채로 무리하게 운동하며 음식과 몸에 끝없이 집착했다. 다이어트 공식을 성실히 따른 나는 결국 폭식과 단식의 반복이라는 악순환에 빠져버렸다.

폭식과 단식은 5년이나 이어졌다. 음식을 가려 먹어야 한다는 강박 때문에 친구들 모임을 피하는가 하면, 밤늦게 옷장에 숨어 룸메이트의 과자를 먹기도 했다. 주말에 보드카와 샌드위치를 맘껏 먹으려고 평일에 탄수화물을 완전히 끊었고, 파티에서는 따로 챙겨 온 비트 통조림으로 허기를 달랬다. 나는 스스로 식사량과 체중도 관리하지 못하면서 체중 문제를 겪는 사람들을 돕겠다며 공부하고 있었다. 그런 나 자신을 끊임없이 비난하며 수치심에 시달렸다.

다이어트는 무조건 실패한다

갓 영양사가 됐을 무렵 내 체중은 11kg이나 증가했고 음식과 몸에 대한 인식도 심각하게 뒤틀려 있었다. 식이 장애로 바닥을 쳤을 때쯤 우연히 흥미로운 기사를 읽었다. 매일 러닝머신 위에서 뛰는 것보다 일주일에 몇 시간 근력 운동을 하는 편이 체중 감량에 더 효과적이라는 내용이었다. 말도 안 된다. 그때는 그렇게 생각했다. 시간당 칼로리 소모량만 계산해 봐도 유산소 운동이 근력 운동보다

월등히 높았기 때문이다. 기사를 다 읽고 나서도 여전히 의심스러웠지만, 솔직히 달리기는 이제 지긋지긋했다.

그 후 내 인생은 완전히 다른 궤도에 올랐다. 유산소 운동을 모두 중단하고 근력 운동을 시작했다. 놀랍게도 한 달 만에 약 2kg이 빠졌다. 그런데 살이 빠진 것보다 훨씬 더 놀라운 변화가 이어졌다. 몸의 염증이 줄었고 속이 거북한 느낌도 없었으며 아침마다 나를 덮쳤던 무기력증도 사라졌다. 그러자 문득 이런 생각이 들었다. '내가 또 뭘 잘못 알고 있었던 걸까?'

나는 그동안 배운 '칼로리 섭취와 소모의 균형' 이론에 의문을 품었고 답을 찾아 나섰다. 대학에서 썼던 인체 신진대사 교재와 노트를 꺼냈다. 생물학, 생화학, 해부학, 생리학 수업에서 배웠던 모든 지식이 마침내 하나로 연결되었고, 새로운 세상이 열린 것만 같았다. 600쪽짜리 교재에는 탄수화물, 단백질, 지방 등 영양소를 우리 몸에서 대사하는 방식과 이 과정에서 각 신체 체계가 소통하는 방법, 그리고 칼로리 균형의 중요성을 강조하는 내용이 담겨 있었다.

하지만 우리 몸이 이렇게 단순하지 않다는 사실을 나는 이미 경험으로 알았다. 식욕 조절 호르몬만 봐도 알 수 있다. 이 호르몬이 분비되는 양은 음식의 양으로만 결정되지 않는다. 먹은 음식의 종류에 따라 혈당 수치, 소화 시간, 장에서 뇌로 전달하는 신호 등이 달라진다. 이런 요인들이 모두 식욕 조절에 직접적인 영향을 주기 때문에 음식의 종류에 따라 활성화되기도 하고 비활성화되기도 한다.

그러니 오트밀, 무지방 요거트, 샐러드, 유산소 운동에만 의존했던 시절, 내가 밤 9시에 방바닥에 주저앉아 땅콩버터 병에 코를 박은 것은 어떻게 보면 당연한 결과였다. 칼로리가 부족해지면 식욕 촉진 호르몬인 그렐린Ghrelin이 치솟고 식욕 억제 호르몬인 렙틴Leptin은 극히 줄어든다. 그리고 생존에 위협을 느낀 몸은 소리 지르기 시작한다. "먹어! 먹으라고!"

우리 몸이 음식을 어떻게 대사하는지, 어떤 방식으로 지방을 연소하고 저장하는지, 허기와 포만감을 유발하는 요인은 무엇인지 연구할수록 음식을 대하는 나의 사고방식에도 큰 변화가 일어났다. 물론 여전히 체중 감량에 중점을 두지만, 칼로리 계산도 다이어트 공식도 무시하기로 했다. 대신 어떤 음식이 포만감을 느끼게 하고, 어떤 음식이 식욕을 자극하는지, 운동 후에는 어떤 음식을 먹어야 좋은지, 숙면에 도움을 주는 음식은 무엇인지 등을 파악하는 데 집중했다. '어떻게 하면 더 적게 먹을 수 있을까'라는 의문을 '어떻게 먹어야 내 몸이 더 건강해질까'로 전환하자 살이 빠질 뿐만 아니라 음식과의 관계도, 몸도 건강해졌다.

인생을 바꾸는 신진대사 로드맵

당신이 나와 똑같은 경험을 하지는 않았을 거다. 하지만 허겁지겁 땅콩버터를 퍼먹었던 나처럼 다이어트 공식을 따라 해도 살을 뺄 수 없다는 사실에 좌절했던 경험이 있을 수도 있다. 스스로가 실패자같이 느껴지거나, 당신의 몸 자체가 잘못됐다고 여기며 실망감에 자포자기했을 수도 있다. 나 같은 건강 관련 업계 종사자라면 사기꾼이 된 것 같은 기분이 들었을 수도 있다. 어떤 형태든 다이어트 때문에 힘들었던 경험이 있다면, 이 책과 함께 헤쳐 나가자.

이 책을 다 읽으면 살을 빼는 방법은 물론이고 평생 다이어트하지 않아도 되는 삶을 살게 된다. 나는 그동안 다양한 연령대, 다양한 환경의 사람들이 신진대사를 회복하며 살을 빼고 음식과 건강한 관계를 만들어가는 모습을 지켜보았다. 기존 다이어트의 틀에서 벗어나기로 한 사람들은 말 그대로 이전과 180도 달라졌다. 체중 감량에 성공해 자신감을 되찾았고, 다음과 같은 변화가 일어났다.

- 음식에 집착하지 않고, 칼로리를 따지느라 시간 낭비하지 않는다.
- 폭식증 같은 섭식 장애에서 벗어났다.

- 다낭성 난소 증후군이 완화되어 생리 주기가 32일로 돌아왔다.
- 게실염과 인슐린 저항성, 당뇨 전 단계가 회복됐다.
- 피부가 맑아지고 오후마다 느끼던 급격한 체력 저하가 개선되었으며 만성 복부 팽만증이 사라졌다.
- 연애에 적극적으로 도전하게 됐고 결국 이상형을 만났다.
- 25년 만에 처음으로 휴양지에서 수영복 차림으로 사진을 찍었다.
- 체력이 늘어 아이들과 즐겁게 놀아주게 되었다.

누구나 몸과 인생 전체를 바꿀 수 있다. 핵심은 신진대사 원리를 배우고, 몸을 바꿔나가는 과정에서 마음이 하는 역할을 이해하는 것이다. 분명히 밝히지만, 이 책은 다이어트 지침서가 아니다. 당신이 어떤 상황에 있든, 건강한 식습관과 생활 방식을 스스로 선택할 수 있도록 돕는 로드맵이다.

누구나 할 수 있다

이 책은 모든 음식의 영양 정보를 꿰고 있는 노련한 다이어터부터 필수 영양소를 처음 배우는 초보자까지, 전문 트레이너부터 아령을 한 번도 들어본 적 없는 사람까지, 모든 사람이 활용할 수 있다. 또한 각자 자신에게 맞는 속도로 진행하는 방법도 담겨 있다. 책을 읽자마자 생활 방식을 전부 바꿔도 되고, 아침 식사부터 바꾸기로 결심해도 된다. 어느 쪽을 선택하든 모두 훌륭한 결정이다. 장기적으로 당신의 몸과 삶에 긍정적인 변화가 일어날 것이다.

각 장은 몸이 지방을 연소하고 저장하는 방식, 식욕 조절의 원리, 체중 조절에서 신진대사와 마음가짐의 역할, 그리고 그 중요성을 이해하는 것이 장기적인 성공에 얼마나 중요한지를 다루고 있다. 이 책 곳곳에 내가 실제로 코치했던 고객들의 사연도 간략하게 소개했다. 그들이 지극히 평범한 사람이라는 사실에 공감과 용기를 얻길 바란다.

당신이 채식주의자든, 바텐더든, 초보 엄마든, 남성이든, 여성이든, 20대든, 60대든, 다낭성 난소 증후군이 있든 없든, 임신 중이든 아니든 상관없다. 지금부터 우리는 다이어트 공식 외우기가 아니라 생물학 수업을 시작한다! 누구에게나 자기 몸의 원리를 배울 권리가 있기에 누구나 이 수업을 들을 자격이 있다. 그리고 절대 낙제생도 생기지 않는다. 꾸준히 학습하면 자기 몸을 올바르게 인식하게 된다. 인간이 항상 배움을 통해 성장하듯 이 과정을 배우는 모두가 새로운 모습으로 거듭나게 될 것이다.

METABOLISM  MAKEOVER

METABOLISM MAKEOVER

CHAPTER 1

당신의 신진대사가 위험하다

왜 나는 다이어트에 매번 실패할까?

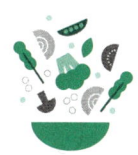

다이어트 실패의 전형적인 케이스인 알렉스를 소개하겠다. 알렉스는 체중 감량을 결심하고 다이어트를 준비했다. 우선, 흔히 알려진 다이어트 방법들을 따랐다.

- 칼로리 섭취량 줄이기
- 탄수화물 줄이기
- 지방 줄이기
- 유제품, 곡물, 콩류, 육류, 가공식품, 설탕 줄이기
- 운동 시간 늘리기

- 운동 강도 높이기
- 간헐적 단식하기
- 금주하기
- 모임 줄이기

이렇게 생활 방식을 바꾸면 금세 살이 빠진다. 기분이 좋아지고 보람도 느끼게 된다. "적게 먹고, 많이 운동하면 몸매가 좋아진다." 이 공식의 효과를 체감한 알렉스는 주변 사람들의 칭찬에 일시적으로 자신감도 높아졌다. 작았던 바지가 다시 맞거나 칭찬을 들었을 때는 도파민이 분비되었다.

문제는 뇌가 체중이 줄면 도파민이 분비된다고 생각하는 것이다. 그래서 운동을 쉬거나 치즈케이크를 먹을 때마다 이전에 경험한 적 없는 불안감을 느꼈다. 갈수록 식사량을 더 줄였고, 때로는 '간헐적 단식'을 명분으로 아침을 거르기도 했다. 허기와 식욕을 억지로 참을수록 예민해지고 짜증도 늘었다. 이런 허기는 늦은 밤 폭식으로 이어졌고 의지가 부족한 자신을 탓하며 하루를 마무리하게 되었다.

결국 알렉스는 쿠키 몇 개에도 엄격한 잣대를 들이대기 시작했다. '1개 먹은 순간 망쳐버린 거야. 이왕 이렇게 된 거 3개나 6개나 무슨 차이야. 실컷 먹지 뭐'라는 생각과 함께 무너지고 만다. 사람들은 식단 관리와 운동을 조금만 느슨하게 해도 체중이 금세 늘어나는데, 나이가 들어서 신진대사가 느려졌기 때문이라고 생각한다. 심지어 20대 여성조차 이런 말을 한다!

알렉스는 얼마 후 다시 마음먹고, 급하게 다이어트에 돌입했다. 온몸에서 휴식이 필요하다는 신호가 나타나도 무시한 채 운동에 몰두하지만, 시간이 흐를수록 이 생활 방식의 피로가 누적되고 결국 지쳐버렸다. 정상적인 생활이 불가능하니 당연한 일이다. 다이어트 업계의 공식을 따르며 알렉스는 패배할 수밖에 없는 '내 몸과의 싸움'에 빠져버린 것이다.

몸에서 무슨 일이 일어나고 있을까?

알렉스의 몸에서는 무슨 일이 벌어지고 있었을까? 이를 알기 위해서는 우리 신체가 유지되는 원리를 먼저 알아야 한다.

몸이 활동하기 위해서는 칼로리가 필요하다. 우리는 탄수화물, 단백질, 지방 등이 포함된 음식을 섭취하면서 칼로리를 얻는다. 이 칼로리를 에너지로 바꾸는 과정을 신진대사라고 한다. 몸이 칼로리를 얼마나 효율적으로 소모하는지를 나타내는 용어다. 일단 우리 몸은 칼로리를 통해 에너지를 얻지 않으면 아무것도 할 수 없다는 사실만 기억해 두자.

흔히 칼로리를 다이어트에 필요한 수치로만 생각하지만, 혈액 순환부터 호흡, 소화, 내장 기관 기능 유지까지 모든 영역에 칼로리가 필요하다. 조깅을 즐길 때, 반려견과 공놀이를 할 때, 심지어 친구와 하이파이브를 할 때조차 칼로리에서 얻은 에너지가 필요하다.

그런데 칼로리 섭취량을 극단적으로 제한하면, 몸은 적은 칼로리로도 생명을 유지할 수 있도록 체계를 바꾼다. 알렉스의 경우 현재 체중을 유지하려면 하루에 2,000칼로리가 필요한데, 1,400칼로리로 섭취량을 제한하자 빠르게 체중이 감소했다. 하지만 몇 달간 지속하자 몸이 적은 칼로리에 적응하면서 1,400칼로리로도 현재 체중을 유지하는 상태가 되어버렸다.

연료를 가득 채워야 갈 수 있는 거리를 ¾만 채운 상태로 가야 한다면 어떻게 해야 할까? 지름길을 찾거나 연비를 높일 수 있겠지만, 결국 언젠가 연료를 다시 채워야 할 것이다. 몸도 마찬가지다. 우리 몸은 칼로리 제한에 필사적으로 저항하게 설계되어 있다. 칼로리를 제한하는 다이어트는 신체의 대응 체계에 반하는 행위이기에 반드시 질 수밖에 없다. 아니, 처음부터 패배가 정해져 있었다!

게다가 우리 몸과 마음은 하나다. 다이어트를 하다 보면 음식 섭취를 체중 증가와 동일시하게 되고, 결국 정신이 불안정해진다. 이런 불안감을 '식이 불안'이라고도 하는데, 식이 불안이 뇌의 의사 결정에 영향을 미치기 시작하면 여러 문제가 생긴다.

우선 음식에 집착하게 된다. 자기 전에 아침 메뉴를, 아침을 먹으면서 점심과 저녁 메뉴를 고민하는 것이 대표적인 예다. 살을 빼려고 절식했다가 다시 폭식하길 반복하며 식사 습관이 엉망으로 변한다. 더 나아가 특정 음식 앞에서 통제력을 잃은 감각을 느끼거나, 먹은 음식이나 식사량을 따지며 죄책감, 수치심, 자기혐오와 같은 괴로운 감정을 느끼기도 한다. 그러다 보면 결혼식이나 휴가, 지인 모임, 가족 행사처럼 음식을 통제할 수 없는 상황에서도 심한 스트레스를 받는다.

체중 감량이 절식 또는 폭식과 연관성을 형성하고 나면, 바로잡기가 매우 어렵다. 초반에는 가벼운 사고방식 변화로 시작되어 별로 해롭게 느껴지지 않는다. 오히려 칼로리를 제한하고 행동을 변화시키겠다는 의지를 보이며 쾌감을 느끼기도 한다. 인간은 쾌감을 동기로 움직인다. 그런데 절식할 때 일어나는 신체 반응이 대부분 살이 빠질 때 느끼는 쾌감이라면, 음식에 대한 불안이 장기적으로 나쁜 영향을 미치게 되리라 생각하기 어렵다. '감자튀김을 두려워하는 게 오히려 좋은 일 아닐까? 어차피 안 먹는 게 더 좋은 거잖아'라는 생각처럼 말이다.

음식에 대한 스트레스, 반복되는 폭식과 절식, 저탄수화물, 저지방, 저단백질로 구성된 식단, 무리한 운동, 고카페인 섭취, 단식이라는 악순환은 하나같이 최악의 결과로 향한다. 바로 신진대사의 붕괴다.

모든 다이어트는 결국 어떤 형태로든 신진대사 문제를 일으킨다. 체중 증가, 체중 감량 저항, 피로, 불안, 우울, 탈모, 소화 장애, 월경 전 증후군, 불규칙한 월경 주기, 인슐린 저항성, 다낭성 난소 증후군, 성욕 감퇴, 오한 등의 증상으로 나타나기도 한다.

신진대사가 고장 나는 순간

먼저, 왜 이런 문제가 시작되었는지 생각해 보자. 알렉스는 신문지처럼 부실한 다이어트 공식으로 체중 감량이라는 집을 짓겠다고 덤벼들었다. 처음부터 집을 완성하기란 불가능했고, 가까스로

짓는다 한들 언제라도 쉽게 무너질 수 있는 불안정한 상태였다. 체중 감량을 위해 스스로를 엄청나게 압박했지만, 정작 필요한 지식은 하나도 모르는 상태였으며 알려주는 사람도 없었다.

3년 후의 알렉스를 살펴보자. 고작 몇 킬로그램을 빼려고 시작한 다이어트는 3년 후 피로와 붓기, 음식에 대한 불안, 끊임없이 몸을 평가하는 습관을 남겼다. 그리고 알렉스가 90%의 다이어터와 같다면, 3년 전과 체중이 같거나 오히려 더 늘었을 것이다.

당신도 알렉스의 사례에서 공감되는 부분이 있었을 것이다. 알렉스는 내 프로그램에서 만난 고객들이 보이는 다양한 유형 중 3가지가 결합된 사람이다.

유형 1. "나는 끝까지 해낼 수 없는 사람이야"

과거에 실패했던 경험이 있거나 의지력이 부족하기 때문에 자신은 아무것도 해내지 못한다고 생각하는 사람이다. 체중을 감량할 수 없다고 단정하며, 스스로를 실패자로 느끼기도 한다.

유형 2. "운동해 봤자 소용없어"

항상 식단과 운동에 열심히 임하지만, 아무런 효과를 보지 못하는 사람이다. 언제부터 다이어트를 시작했는지 기억나지 않을 정도다.

유형 3. "더 건강해지고 싶지만, 방법을 모르겠어"

쏟아지는 정보 속에서 자신에게 효과적인 방법을 찾고 있는 사람이다. 이런 유형은 스스로 다이어터라고 생각하지 않지만, 실은 다이어트 업계의 사고방식에 물들어 있으며 장기적으로 건강을 유지할 방법을 찾고 싶어 한다.

당신은 어떤 유형인가? 1가지 유형에만 해당하는가? 2가지 유형이 섞여 있는가? 살다 보니 어느새 3가지 유형을 모두 거치게 되었는가? 어떤 유형이든지, 기존 다이어트 방식으로는 개선되지 않는다는 사실을 알기에 이 책을 집어 들었을 것이다.

다이어트 업계는 그동안 자기 자신의 몸과 전쟁을 치러야 한다고 말했다. 스스로 음식을 선택할 능력도 자제력도 없다는 착각에 빠지게 했다. 알렉스는 잘못이 없다. 덜 먹고 더 운동하면 원하는 몸매가 될 수 있다는 다이어트 업계의 약속을 믿었을 뿐이다.

그러나 원하던 몸매를 유지한 시간은 너무 짧았다. 뇌가 절식이 체중 감량이라는 긍정적인 결과와 연관돼 있다고 판단하면서 정신 건강까지 영향을 받았다. 음식에 대한 불안이 서서히 번지며, 음식에 집착하는 정도가 심해지면서 결국 요요 현상 때문에 건강도 망가지면서 정신적 고통과 함께 신진대사 장애가 찾아왔다.

알렉스의 다이어트 여정은 다음과 같았다.

다이어트 업계의 관점		
1. 신체적 접근법	2. 정신적 접근법	3. 생물학적 접근법
체중 감량으로 시작한다.	음식과 몸의 관계를 잘못 이해한다.	결국 신진대사가 망가진다.

순서를 반대로 했다면 완전히 다른 여정을 거쳤을 것이다.

신진대사 혁명		
1. 생물학적 접근법	2. 정신적 접근법	3. 신체적 접근법
신진대사 이해부터 시작한다.	음식과 몸의 관계를 제대로 이해한다.	지속적인 체중 감량과 유지가 이뤄진다.

이 방법을 택했다면 이야기가 어떻게 달라졌을지 살펴보자.

신진대사부터 시작하는
진짜 건강

다이어트 대신 신진대사 혁명을 선택한 알렉스를 알렉스 2.0이라고 부르자. 알렉스 2.0은 살은 빼고 싶지만, 기존 다이어트 방식이 효과적이지 않다는 사실을 안다. 그래서 체중 문제를, 나아가 자신의 삶을 스스로 해결하기로 한다.

시작은 생물학적 접근법으로, 몸이 지방을 연소하고 저장하는 원리를 공부한다. 탄수화물, 단백질, 지방, 섬유질을 대사하는 방식, 그리고 각 영양소가 포만감, 허기, 에너지, 지방 연소, 지방 저장에 어떤 역할을 하는지 알아낸다. 혈당이 체중 감량에 미치는 영향과 이를 관리하는 방법도 파악한다. 알렉스는 체중을 감량하려면 칼로리를 줄이는 것만이 아니라, 신진대사가 제대로 기능해야 한다는 사실을 알게 된다.

이 모든 지식을 갖춘 알렉스 2.0은 자신감이 생긴다. 몸이 어떻게 작동하는지 쉽고 빠르게 이해할 수 있다. 더는 다이어트 공식을 따라야 한다는 부담을 느끼지 않는다. 배운 지식을 활용해 음식과 몸에 관한 결정을 쉽게 내릴 수 있기 때문이다. 생물학적 지식 덕분에 합리적이고 목표에 맞는 결정을 자신 있게 내릴 수 있다. 알렉스 2.0은 이제 어떤 결정도 틀렸다고 생각하지 않는다. 스스로 내린 주체적 결정에 실패란 없다. 몸이 작동하는 원리를 이해하게 되면서 음식을 대하는 사고방식이 180도 달라졌다. 여가 시간, 휴가, 주말 등 다양한 상황에서 불안과 스트레스를 느끼는 대신 자신감과 해방감을 느낀다. 이런 접근법은 지속 가능하고 일관성 있어서 감량한 체중을 오래 유지할 수 있다.

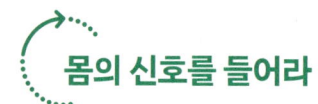 몸의 신호를 들어라

알렉스 2.0은 지식에 기반한 직관적 식사intuitive eating를 시작했다. 미국 섭식 장애 협회National Eating Disorders Association에 따르면, 직관적 식사란 자기 자신을 비난하거나 다이어트 업계의 영향을 받지 않고 자신에게 잘 맞는 음식을 선택하는 방식이다.

나는 다이어트 업계의 사고방식을 부수려는 시도를 전적으로 지지한다. 하지만 다이어트를 하거나 절식하는 습관이 있는 고객들은 어떤 음식이 자신에게 필요한지 모르는 경우가 많았다. 너무 오랫동안 자신의 몸과 단절되어 있었기 때문이다. 몸과 단절되어 있으면 초코바를 먹기로 한 결정이 단순히 식욕 때문인지, 혈당 불균형 때문인지, 또는 정말 옳은 결정인지 알기 어렵다.

직관적 식사는 신진대사에 대한 올바른 이해를 바탕으로 실천해야 한다. 즉, 매일 몸 상태를 스스로 파악하고 신진대사 지식을 활용하여 어떻게 관리할지 결정해야 한다는 뜻이다. 당신 몸이 초코바를 '필요'로 하는 일은 거의 없다. 하지만 근력 운동 후 영양분을 제대로 보충하지 못했을 때, 아침 식사를 못 했을 때, 중요한 회의를 마친 후 코르티솔 호르몬 수치가 급격히 상승했을 때 등 다양한 이유로 고당분, 고열량 음식을 원하는 욕구가 생길 수 있다.

몸에 귀를 기울여야 몸의 소리가 들린다. 최근 한 고객이 "몸이 곧 필요한 것을 말할 거예요"라는 나의 말에 웃음을 터뜨리며 "제 몸이요? 제 몸은 원하는 것만 알지 필요한 건 몰라요"라고 답했다. 하지만 2주 뒤, 외출 중 갑자기 탄수화물이 정말 필요하다는 생각이 들어 깜짝 놀랐다고 한다. 탄수화물의 역할을 배운 뒤, 2주 동안 꾸준히 자신에게 필요한 양을 섭취하자 몸에 필요한 영양분을 정확하게 파악하는 순간이 찾아온 것이다.

아침으로 도넛을 먹을지 말지 결정해야 할 때, 알렉스 2.0은 옳고 그름을 판단하지 않고 자신 있게 결정을 내릴 수 있다. 도넛을 먹기로 하더라도 자괴감에 빠지거나 자책하지 않는다. 그냥 도넛을 먹고 할 일을 계속한다.

알렉스 2.0은 더 이상 폭식하거나 절식하지 않는다. 먹는 게 이제 별로 대수롭지 않은 일이기 때문이다. 매일 컨디션이 좋으니 굳이 다이어트를 할 필요성도 느끼지 않는다. 시간에 따라(꾸준히 한다면) 자연스럽게 살은 빠진다. 감량한 체중을 유지하는 과정도 쉽다. 감량할 때와 똑같은 방식으로 접근한다.

몸이 작동하는 원리를 알고 나면 몸이 보내는 신호를 듣고 해석할 수 있는 단계에 접어든다. '내가 지금 배고픈 건가? 피곤한 건가?

이건 단순한 식욕일 뿐인가? 탄수화물이 더 필요한가?' 어떤 상황에서도 통제권은 당신에게 있다.

신진대사 원리가 변화의 시작이다

모든 고객이 살을 뺄 때 영양과 운동이 중요하다는 사실은 이미 알고 있었다. 반면, 자기 몸의 신진대사 원리를 이해하는 사람은 단 한 명도 없었다. 다이어트를 할 때 먹어도 되는 음식과 먹으면 안 되는 음식 리스트, 일일 섭취량만 지켰다. 즉, 차를 운전할 수는 있지만 차량 사용 설명서는 받은 적이 없는 셈이다. 그래서 경고등이 켜졌을 때 그 의미를 파악하지도, 해결 방법을 알지도 못했다. 경고등을 무시한 채 계속 운전하다가 결국 고장 나버린 후 나를 찾아온 사람이 많았다.

고객들에게 필요한 것은 '어떻게'라는 신체적 측면이 아니었다. '왜'라는 생물학적 측면을 배워야 했다.

사람들에게는 '왜'가 필요하다. 왜 아침마다 도넛을 먹으면 안 되는 걸까? 이때 "그냥 그러기로 했으니까"라는 식의 대답은 다 큰

성인에게 통하지 않는다. 솔직히 6살짜리 아이에게도 통할까 싶다. 내 고객들은 생물학적 측면에서 신진대사 원리를 배우며 뇌의 스위치가 켜졌다. 바로 정신적 변화의 시작이다. 주말을 즐기겠다고 평일 내내 '착하게' 다이어트 공식을 따를 필요가 없다는 걸 깨달았다. 이제 언제든 삶을 즐길 수 있었다. 옳은 선택과 잘못된 선택만 있는 '모 아니면 도' 방식으로는 체중 감량에 성공할 수 없다. 편안한 기분으로 꾸준히 유지할 수 있는 균형점이 존재한다.

단기간에 살이 빠지지는 않지만, 고객 대부분이 그 어느 때보다 잘 먹는데도 시간이 지날수록 체중이 줄었다. 다이어트 실패의 원인은 신체적 문제가 아니다. 당신이 해온 모든 다이어트가 실패한 정확한 이유는, 체중계 숫자를 줄이거나 뱃살을 빼는 데만 집착했기 때문이다. 체중 감량 저항의 근본적인 원인은 당신의 몸과 마음에 있고, 당신에게는 이 둘을 바꿀 힘이 있다.

6가지 기둥으로
신진대사 바로잡기

    고객들 대부분은 식단과 운동이 내가 '신진대사 생태계'라고 부르는 신체 시스템의 일부라는 사실을 이해하지 못했다. 신진대사 생태계에는 대사 활동의 토대가 되는 6가지 핵심 기둥이 있다. 이 기둥들을 잘 관리하는 것이 체중을 감량하고 평생 유지할 수 있는 비결이다.

첫 번째 기둥, 혈당 조절

    혈당 조절이란 체내 혈당 수치를 정상 범위로 유지하는 능력을 말한다. 불안정한 혈당은 강한 식욕과 허기, 체중 증가, 인슐린 저항성, 제2형 당뇨병, 호르몬 불균형, 감정 기복, 피로, 염증 등의 문제를 일으킨다.

두 번째 기둥, 근육

탄수화물 대사에 가장 중요한 역할을 하는 요소로, 하루 칼로리 소모량에 직접적인 영향을 끼친다. 근력 운동은 신체의 근육량을 증가시키고 지방 연소를 촉진해서 신체 구성을 변화시킨다.

세 번째 기둥, 일상 활동

'운동'과 혼동하지 말자. 활동이란 다양하게 많이 움직이는 삶을 의미한다. 걷기, 하이킹, 앉는 대신 서 있기, 관절 운동, 스트레칭 등을 떠올리면 된다. 매일 어떻게, 얼마나 움직이는지는 오늘의 신진 대사 건강에 영향을 줄 뿐 아니라 나이 들어서 삶의 질이 어떻게 변할지를 결정한다.

네 번째 기둥, 수면

질 좋은 수면은 신체가 생리적·심리적으로 회복하는 과정에 꼭 필요하다. 낮 동안의 인지 기능, 감정 조절 능력, 스트레스 반응, 행동, 식욕 등은 밤에 얼마나 잘 자는지에 따라 결정된다.

다섯 번째 기둥, 스트레스 관리

스트레스 호르몬은 소화계부터 신진대사, 면역 기능까지 모든 기능을 저하한다. 과도하게 스트레스를 받으면 자연스러운 신체 리듬이 깨져서 체중 감량 저항성, 만성 염증, 소화 불량으로 이어지는 경우가 많다.

여섯 번째 기둥, 장 건강

소화 기관에는 수억 개의 미생물이 존재한다. 장내 미생물군이라고 불리는 이 미생물은 소화부터 피부, 심장, 정신까지 수많은 생리적·심리적 기능을 조절한다.

도미노처럼 연결된 신진대사 건강

6개의 기둥은 긴밀한 상호작용을 통해 서로 연결되어 있다. 기둥 하나가 무너지면 도미노처럼 다른 기둥까지 쓰러진다. 도미노 효과의 예를 몇 가지 살펴보자.

- **수면:** 혈당 수치, 식욕 조절 호르몬, 스트레스 반응, 장내 미생물군, 운동 후 회복 능력, 체력에 영향
- **근육:** 한 번에 대사할 수 있는 탄수화물의 양과 휴식 중 소모하는 칼로리의 양 결정
- **활동과 운동:** 수면의 질과 스트레스 관리 능력에 영향
- **과도한 운동:** 소화 능력을 떨어뜨리거나 몸의 스트레스 부담 증가
- **스트레스 관리:** 수면의 질과 시간, 장내 박테리아 균형, 복부 지방의 양, 신진대사, 식욕, 인슐린 반응, 체력에 영향
- **영양 ↔ 수면:** 영양 상태가 수면에 영향을 주고, 수면이 식욕과 혈당에 영향

너무 복잡해 보인다고 해서 겁먹지 말자! 신생아를 돌보느라 잠이 부족하거나 부상으로 운동을 할 수 없는 상황이더라도 괜찮다. 이 시스템은 당신에게 도움을 주려고 만들어졌다. 식단과 운동 외에도 신진대사를 활성화하고 몸을 관리할 방법은 무수히 많다.

게다가 80대20 법칙 적용이 가능하다. 즉, 신진대사 생태계의 80%를 바르게 유지하고 있다면, 나머지 20%는 필요에 따라 유연하게 활용해도 된다는 말이다. 그렇다고 '그래, 그러면 나는 잠을 포기하겠어!'라고 생각해도 된다는 뜻은 아니다. 다쳐서 3주 동안 운동

하지 못한다고 해서 자포자기하고 다른 관리까지 다 놓아버리면 안 된다는 뜻이다. 운동을 20% 영역에 넣고 나머지 기둥 5개에 집중하면 된다.

BEFORE&AFTER

- 메건은 싱글맘으로 책을 집필하고 사업체를 운영한다. 눈치챈 사람도 있겠지만, 내 얘기다. 해야 할 일이 많아서 혈당 균형을 맞춘 식사 배달 서비스를 이용한다. 덕분에 운동 시간과 제때 잠자리에 들 여유가 생겼다.

- 리언은 야간에 근무하는 간호사다. 수면의 질과 시간이 불규칙한 편이기에 수면을 '바꿀 수 없는 20%'에 항상 담아둔다. 대신, 음식이나 스트레스를 엄격하게 관리한다. 직장에서 먹을 음식을 준비하여 혈당 수치 조절에 세심한 노력을 기울이고 항상 규칙적인 식사를 우선한다.

- 카밀은 출산 후 수면 부족과 심한 스트레스, 운동 부족이라는 삼중고를 겪고 있다. 그러나 혈당 관리법을 잘 알고 있어서 자주 산책하고 스트레스를 낮추는 활동(자세한 내용은 6장에서 다룬다)을 매일 철저히 지키고 있다.

- 베넷은 회계사로 하루 12시간씩 근무한다. 그는 일요일이 되면 다음 주 식사 준비부터 해결한다. 매주 아침과 점심에 같은 음식을 먹으며 식단을 단순화했다. 매일 오후 30분은 시간을 내어 집에서 운동하고, 1주간은 철저한 금주를 통해 몸이 받는 스트레스를 줄이고 수면의 질을 높인다.

나의 신진대사 건강은
몇 점일까?

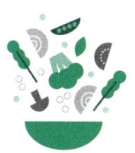

신진대사 생태계 중 어느 영역이 '바꿀 수 없는 20%'에 속하는지 확인해 보는 테스트를 만들었다. 결과를 보고 20%에 속하는 부분을 80%로 옮길지 아니면 현재 조절할 수 있는 영역에 집중할 것인지 결정하면 된다. 예를 들어, 테스트 결과 수면 부족이 가장 큰 문제로 나왔어도 가족을 병간호하는 상황이라면, 매일 8시간 숙면하겠다는 비현실적인 목표를 세울 필요가 없다. 대신 혈당 조절, 근육량 유지, 최대한 몸 많이 움직이기, 통제 가능한 스트레스 요인 제거, 장 건강 관리에 최선을 다해 집중하면 된다.

신진대사 생태계 테스트를 통해 자기 몸을 새롭게 이해하고 나면, 생태계의 균형이 더 탄탄해져 기둥 하나가 약해지더라도 나머지 다섯 기둥이 회복을 돕는다. 매일 완벽할 필요는 없다. 평생 건강한 체중을 유지하려면 신진대사 생태계의 각 요소부터 제대로 이해해야 한다.

이 테스트에서 만점을 받는 사람은 없을 것이다. 처음 해보는 사람은 더욱이 그럴 수밖에 없다. 점수는 현재 상태를 알아보기 위한 도구일 뿐이다. 그래야 다음 장부터 배울 내용을 실천할 때 어느 부분에 에너지를 집중해야 할지 알 수 있다. 신진대사 생태계 전체를 살펴보며 손봐야 할 곳을 찾아보자.

각 질문에 자신과 가장 가까운 답변을 선택하면 된다. 최종적으로 6개 기둥 각각의 점수를 계산해 현재 가장 집중해야 할 요소를 결정하면 된다. 한 달에 한 번 테스트해서 개선할 부분을 파악하자.

첫 번째 기둥: 혈당 조절

Q1. 건강한 지방(올리브유, 아보카도, 견과류 등) 섭취량은?

a. 최대한 지방을 배제한 식단을 추구한다

b. 저지방 식단을 추구하며 오일이나 버터를 소량(약 1티스푼) 추가한다

c. 의식적으로 지방을 추가하지 않지만, 저지방 식단을 추구하지도 않는다

d. 끼니마다 건강한 지방을 최소 1인분 섭취한다

Q2. 파스타, 감자, 쌀처럼 전분이 포함된 탄수화물 섭취량은?

a. 한 끼에 2컵 이상

b. 한 끼에 1.5~2컵

c. 한 끼에 1~1.5컵

d. 한 끼에 1컵 이하

Q3. 식사 후 포만감이 유지되는 시간은?

a. 2시간 이하

b. 약 3시간

c. 먹은 음식에 따라 다름 (2시간, 3시간, 4시간 이상 등)

d. 약 4시간

Q4. 식사 시간이 가까워졌을 때 나의 기분은?

a. 거의 항상 배고파서 짜증이 난다

b. 하루 한 번 정도 배고파서 짜증이 난다

c. 가끔 배고파서 짜증이 나지만 매일은 아니다

d. 대체로 짜증이 나지 않으며 평온한 상태를 유지한다

Q5. 고탄수화물과 고당도 음식에 대한 욕구는?

a. 하루에 한 번 이상

b. 일주일에 몇 번

c. 일주일에 한 번

d. 한 달에 한 번 이하

두 번째 기둥: 근육

Q1. 근력 운동의 빈도는?

a. 전혀 안 한다

b. 주 2회 미만

c. 주 2~3회

d. 주 3회 이상

Q2. 근력 운동 방식은?

a. 근력 운동 자체를 하지 않는다

b. 특정 프로그램을 따르지 않고 자유롭게 한다

c. 매주 무게나 횟수를 늘리고 있으며 기간은 3개월 이하다

d. 매주 무게나 횟수를 늘리고 있으며 기간은 3개월 이상이다

Q3. 근력 운동의 강도는?

a. 근력 운동 자체를 하지 않는다

b. 약한 강도로 운동하고, 완전히 지칠 때까지 하지는 않으나 15회 이상 반복하면 지친다

c. 대부분 약하거나 중간 강도로 운동하고, 10회 이상 반복하면 지친다

d. 중강도~고강도로 운동하고, 6~8회 반복하면 지친다

Q4. 달리기, 자전거 타기와 같은 중강도~고강도 유산소 운동 시간은?

a. 일주일에 200분 이상

b. 일주일에 150~200분 이상

c. 일주일에 100~150분 이상

d. 일주일에 100분 미만

Q5. 한 끼 식사 30g 이상의 단백질(닭고기, 소고기, 생선 110~140g 정도)을 섭취하는 횟수는?

a. 가끔 섭취하나 그 양이 매우 적다

b. 일주일에 몇 번 섭취한다

c. 하루에 한 번씩 섭취한다

d. 식사 때마다 섭취한다

세 번째 기둥: 일상 활동

Q1. 하루 6,000보(약 5km) 이상 걷는 횟수는?

a. 주 1회 미만

b. 주 1~2회 미만

c. 주 3~5회

d. 주 6회 이상

Q2. 일상생활(직장 등)에서 활동 정도는?

a. 거의 매일 8시간 이상 같은 자세로 앉아 있거나 서 있다

b. 혈액 순환을 위해 의도적으로 몇 번씩 움직이거나 앉기와 서기를 반복한다

c. 걸으며 회의하고 매시간 움직일 시간을 알람으로 설정하는 등 항상 더 많이 활동할 방법을 생각한다

d. 매일 활동적으로 생활한다

Q3. 스트레칭 같은 유연성 운동은?

a. 거의 하지 않는다

b. 한 달에 몇 번 한다

c. 최소 주 2회는 한다

d. 거의 매일 한다

Q4. TV 볼 때 나의 자세는?

a. 소파에 앉거나 눕는다

b. 바닥에 앉는다

c. 요가나 스쿼트 같은 운동을 하며 본다

d. TV를 보지 않고 더 활동적인 일을 한다

Q5. 걷기, 자전거 타기, 수영처럼 대화가 가능한 속도로 하는 운동 시간은?

a. 일주일에 0~50분

b. 일주일에 50~100분

c. 일주일에 100~150분

d. 일주일에 150분 이상

네 번째 기둥: 수면

Q1. 수면 후 개운함을 느끼는 횟수는?

a. 거의 없고, 불면증을 겪고 있다.

b. 주 1~2회

c. 주 3~5회

d. 주 6~7회

Q2. 평균 실제 수면(누워 있는 시간 제외) 시간은?

a. 하루 6시간 미만

b. 하루 6~6.5시간

c. 하루 6.5~7시간

d. 하루 7시간 이상

Q3. 잠자리에 누운 후 15분 이내에 잠이 드는 횟수는?

a. 주 0~1회

b. 주 2~3회

c. 주 4~5회

d. 주 6~7회

Q4. 수면 중 코골이 여부는?

a. 거의 매일 곤다

b. 주 2회 이상 코를 골며, 술과 관련이 있는 것 같다

c. 감기에 걸렸거나 술을 마셨을 때만 코를 곤다

d. 코를 골지 않는다

Q5. 자다가 깨면 다시 잠드는 데 15분 이상 걸릴 때는?

a. 주 6~7회

b. 주 3~5회

c. 주 1~2회

d. 거의 없다

다섯 번째 기둥: 스트레스 관리

Q1. 심각한 스트레스를 받는 정도는?

a. 75~100%. 더 이상 못 견딜 것 같다

b. 50~75%. 삶의 질에 영향을 미친다

c. 25~50%. 가끔 삶의 질을 떨어뜨리지만 대체로 잘 관리하는 편이다

d. 25% 미만. 삶의 질에 거의 영향이 없다

Q2. 일기 쓰기, 명상, 호흡법 같은 스트레스 관리는?

a. 거의 하지 않는다

b. 가끔 하지만 규칙적으로 하지는 않는다

c. 매주 몇 번 한다

d. 매일 한다

Q3. 일주일 중 운동을 쉬는 날은?

a. 거의 혹은 아예 없다.

b. 1일 쉬고, 대신 하이킹이나 요가 같은 활동을 한다.

c. 1일

d. 2일 이상

Q4. 매주 고강도 인터벌 트레이닝, 60분 이상 달리기 같은 운동을 하는 횟수는?

a. 5회 이상

b. 3~4회 이상

c. 1~2회 이상

d. 거의 하지 않는다

Q5. 전분이 많은 탄수화물(파스타, 밥, 빵, 과일, 콩, 감자 등) 섭취 관리 방식은?

a. 거의 안 먹는다. 키토제닉 식단, 육식 위주 식단, 또는 저탄수화물 식단을 지킨다

b. 주말이나 특별한 날에만 먹는다

c. 주 3~5일 섭취한다. 탄수화물 주기를 지킨다

d. 신경 쓰지 않는다. 매일 최소 1가지 유형의 전분이 많은 탄수화물을 섭취한다

여섯 번째 기둥: 장 건강

Q1. 복부 팽만, 변비, 설사, 복통 같은 소화 문제를 겪는 빈도는?

a. 거의 매일

b. 적어도 일주일에 1~2번은 겪는다

c. 특정 음식을 먹으면 가끔 겪으나 그 외에는 잘 소화하는 편이다

d. 거의 없다

Q2. 음식 불내증 혹은 민감증 정도는?

a. 여러 음식에 불내증 혹은 민감증이 있고, 불편한 음식이 많아 식단이 매우 제한적이다

b. 최소 1가지 음식에 불내증 혹은 민감증이 있으나, 다양한 음식을 먹을 수 있다

c. 음식 불내증 혹은 민감증이 있는지 잘 모르겠다

d. 어떤 음식에도 불내증 혹은 민감증을 보이지 않는다

Q3. 속 쓰림, 역류성 식도염을 겪는 빈도는?

a. 거의 매일

b. 생활에 지장을 줄 정도로 자주

c. 특정 음식을 자기 전에 먹거나 술을 마시면 가끔 겪는다

d. 거의 없다

Q4. 여드름, 건선, 습진, 반복적인 발진 같은 피부 질환의 유무는?

(피부 문제로 약물을 복용 중이라면, 복용 전 상황을 고르면 된다.)

a. 3가지 이상의 피부 질환을 앓고 있다

b. 2가지 피부 질환을 앓고 있다

c. 1가지 피부 질환을 앓고 있다

d. 앓고 있는 피부 질환이 없다

Q5. 항생제를 복용 경험은?

a. 1년에 최소 한 번씩은 항생제를 복용하거나 과거에 특정 질환으로 인해 오랫동안 꽤 많은 양을 복용했다

b. 약 2년에 한 번씩 복용한다

c. 약 5년에 한 번씩 복용한다

d. 세 번 이하로 거의 복용하지 않는다

추가 문항: 음식과 내 몸의 관계

Q1. 특정 음식을 먹고 싶은 충동을 강하게 느낄 때 대응 방식은?

a. 식욕을 참으려고 노력하지만, 스트레스를 받는다

b. 때로는 정말로 그 음식을 원하는지 판단하고 넘어가지만, 식욕을 참기 위해서는 인내심이 필요하다

c. 대부분은 정말로 그 음식을 원하는지 침착하게 판단하고 넘어가지만 유독 참기 어려운 음식이 있다

d. 신경 쓰지 않으며, 그 순간 정말로 그 음식을 원하는지 판단하고 넘어간다

Q2. 음식에 대한 인식과 생각하는 빈도는?

a. 음식은 나의 적이고, 하루 24시간 음식 생각이 머릿속에서 떠나지 않는다

b. 하루하루 다르지만 대체로 부정적으로 생각할 때가 많다

c. 하루하루 다르지만 대체로 긍정적으로 생각할 때가 많다

d. 음식은 내 몸을 위한 연료일 뿐이며, 특별히 신경 쓰지 않는다

Q3. 몸에 대한 당신의 인식은?

a. 거의 매일 내 외모나 몸매를 부정적으로 생각한다

b. 내 몸을 소중하게 생각하지만, 부정적으로 생각하는 날이 더 많다

c. 내 몸을 소중하게 생각하지만, 가끔 부정적으로 생각한다

d. 나는 내 몸을 사랑한다

Q4. 당신의 식욕 조절 방식은?

a. 배가 고프지 않아도 음식이 앞에 있으면 참지 못하고 먹을 때가 많으며, 배가 불러도 특정 음식은 참지 못하고 먹는 편이다

b. 배가 고프지 않아도 음식이 눈앞에 있으면 먹거나 배가 불러도 특정 음식을 계속 먹는 경우가 잦고, 그날의 기분이나 상황에 따라 다르다

c. 대부분 허기가 느껴져야 음식을 먹고, 포만감이 들면 더 이상 먹지 않지만, 참기 힘든 특정 음식이 있다

d. 거의 항상 허기를 느낄 때만 음식을 먹고, 포만감이 들면 더 이상 먹지 않는다

Q5. 직접 메뉴를 정할 수 없는 상황에서 대처 방식은?

a. 먹으면 안 되는 음식이 있으면 스트레스를 심하게 받아서 약속을 취소하기도 한다

b. 스트레스를 받기는 하지만, 약속을 취소하거나 통제 불능 상태가 되지는 않는다

c. 불안감을 약간 느끼지만, 조절할 수 있다

d. 신경 쓰지 않고, 음식 때문에 스트레스를 받지 않는다

- **점수 합산 방법**: a=1점, b=2점, c=3점, d=4점.

(예를 들어 혈당 관리 항목에서 a, c, b, a, d를 선택했으면, 1+3+2+1+4로 계산하면 되고, 그 합인 11점이 해당 항목의 총점이 되는 것이다.)

- **양호 15~20점**: 현재 해당 항목에 큰 어려움이 없으며, 관련 내용을 다루는 장을 활용하여 꾸준히 관리하고, 추가로 개선할 부분을 찾으면 된다.

- **주의 10~15점**: 관련 내용을 다루는 장에서 관리 방법을 배워 실천하면 빠르게 개선할 수 있다.

- **위기 5~10점**: 괜찮다! 해당 항목에 좀 더 많은 관심과 노력이 필요하다는 점을 인식하면 된다.

모든 항목에서 5~10점을 받았어도 괜찮다! 점수는 당신의 신진대사가 현재 어떤 상태인지 보여주는 지표일 뿐이다. 신진대사를 개선하는 과정은 단기 목표를 향한 전력 질주가 아니라 건강하고 행복한 삶을 되찾기 위한 지속적인 여정이다.

'음식과 내 몸의 관계'가 신진대사 생태계의 생물학적 구성 요소는 아니지만, 그 과정에 매우 중요한 역할을 한다는 사실을 잊지 말자. 건강하게 체중을 감량하고 유지하기 위해서는 단순히 식단만 조절하는 것이 아니라 음식과의 관계를 이해하고 조율해야 한다. 음식과의 관계는 신진대사 생태계에 영향을 주는 매일매일의 선택을 좌우한다. 이 책 전반에 걸쳐 이를 다룰 것이다.

🔥 30초 핵심 요약

칼로리 제한에 초점을 맞춘 다이어트는 실패한다.

• **정신적 실패**
칼로리를 제한할수록 음식에 대한 강박이 심해져 '모 아니면 도'와 같은 사고방식에 빠진다. 이런 인식은 결국 절식과 폭식의 악순환으로 이어진다.

• **생물학적 실패**
몸을 유지하는 데 필요한 만큼 칼로리를 얻지 못하면, 이를 보상하기 위해 다양한 생리적 반응이 일어난다. 더 심한 허기를 느껴 과식하거나 기초대사량이 낮아져 체중 감량이 어려워지기도 한다.

🔥 다음 장에서는

신진대사 생태계는 혈당 조절, 근육, 일상 활동, 수면, 스트레스 관리, 장 건강이라는 6가지 핵심 요소로 구성된다. 이 생태계를 이해하고 관리하면, 체중을 감량할 수 있을 뿐 아니라 감량한 체중을 장기적으로 유지할 수 있다. 6가지 요소 모두 중요하지만, 우선 혈당 조절 방법을 가장 먼저 배워야 한다. 혈당이 안정되면 심리적 변화가 일어나 음식에 대한 인식도 빠르게 바뀐다. 이런 변화는 나머지 요소를 개선하는 출발점이 된다.

METABOLISM MAKEOVER

CHAPTER 2

혈당만 잡아도
반은 성공이다

한국교회와
현대 과학이다

자는 동안에도
살이 빠지는 사람들의 비밀

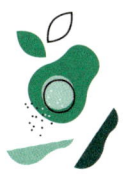

    1장에서 말했듯이, 음식은 생명 유지에 필수적인 요소다. 너무 자주 먹어야 해서 먹는 일 자체가 번거롭게 느껴지기도 한다. 그래서 몸에 어떤 영향이 갈지 생각하지 않고 그저 쉽고 빠른 선택지를 찾는다. 물론 알고 있으면서 무시해 버릴 때도 있다. 패스트푸드가 몸에 안 좋다는 사실을 누구나 알지만, 다른 대안을 찾지 못하거나 시간이 없다는 이유로 먹는 것처럼 말이다. 그런데 정말로 매번 시간을 절약하거나 질 좋은 음식을 먹는 것 둘 중 하나만을 선택해야 하는 걸까?

    이 장을 읽고 나면 음식을 바라보는 관점이 근본적으로 바뀔 것이다. 혈당을 잘 관리하면, 폭발적인 식욕을 잠재우고 통제하며 하루 종일 체력을 안정적으로 유지할 수 있다. 심지어 자는 동안에도 지방을 태우게 될 것이다.

혈당이 오르면 어떤 문제가 생길까?

간단히 말해서, 혈당은 혈액 속의 포도당(당분)의 양이다. 혈당을 제대로 이해하려면, 먼저 탄수화물과 각종 영양소가 혈당에 미치는 영향부터 알아야 한다.

탄수화물은 음식에서 얻을 수 있는 3대 필수 영양소 중 하나로 단백질, 지방과 함께 몸이 정상적으로 기능하는 데 필수적인 영양소다. 탄수화물에는 여러 가지 유형이 있다. 당분, 전분, 섬유질 모두 다른 형태의 탄수화물인데, 그중 당분은 단순 탄수화물로, 즉시 에너지원으로 사용할 수 있고 체내에 빠르게 흡수된다. 당분은 우유와 과일 같은 자연식품에도 존재하지만, 우리가 먹는 당분은 대부분 사탕, 아이스크림, 주스, 조미료처럼 식품에 첨가된 형태다. 유통되는 식품 중 최대 60%에 당분이 첨가된 것으로 추정된다.

녹말이 풍부한 탄수화물은 복합 탄수화물이라고 불리며, 가장 흔한 종류다. 복합 탄수화물은 당분 분자가 사슬처럼 연결되어 있어, 당분으로 분해된 뒤 에너지원으로 사용된다. 복합 탄수화물도 물론 당분이지만, 분해하는 과정에 시간이 걸려서 더 오래 지속되는 에너지를 제공한다. 대표적인 복합 탄수화물로는 감자, 쌀, 콩, 곡물, 과일 등이 있다.

탄수화물이 당분으로 분해되면 당분은 혈류로 들어가게 되고, 이때 혈당이라는 용어가 등장한다. 이후 췌장이 인슐린이라는 저장 호르몬을 분비한다. 인슐린은 당분을 근육, 간, 지방 세포로 전달하여 즉시 사용하거나 나중을 위해 저장하게 한다. 즉, 복합 탄수화물과 당분 모두 분해되어 대사될 때 혈당을 상승시킨다. 그래서 탄수화물을 과하게 섭취하면 혈당이 급격히 치솟고 인슐린이 대량 생성된다. 이는 심각한 문제로 이어진다. 계속해서 탄수화물을 과하게 섭취하면, 만성 인슐린 과잉 생성이 발생해 결국 인슐린 저항성, 혈당 상승에 따른 2형 당뇨병의 발병 확률이 높아진다. 이렇게 과도한 혈중 인슐린은 신체의 지방 소모를 방해한다.

앞서 소개한 알렉스가 건강식의 대명사 아사이 볼açaí bowl을 먹을 때 혈당이 어떻게 변하는지 살펴보자.

알렉스는 아침 식사로 아사이, 바나나, 꿀, 딸기, 그래놀라, 코코넛으로 구성된 아사이 볼을 먹는다. 대부분 탄수화물이며, 코코넛에 지방이 약간 포함되어 있다. 약 360kcal에 지방 5g, 탄수화물 75g, 당분 31g, 섬유질 1g, 단백질 4g이 들어 있다. 아사이 볼을 대사하기 시작하면 탄수화물이 당분으로 분해되며 혈당이 급격히 상승한다.

이때 췌장이 인슐린을 생성하며 혈류 내 모든 당분(이 시점의 정확한 용어는 '포도당'이다)을 이동시킨다. 먼저 포도당은 탄수화물에서 얻은 에너지를 저장하는 근육과 간세포로 전달된다. 저장량을 초과한 여분 포도당은 지방 세포에 저장된다. 즉, 건강식인 아사이 볼도 필요 이상으로 섭취하면 지방이 된다.

인슐린이 여분 포도당을 세포로 이동시키면, 혈당 수치가 급격히 떨어진다. 이때 우리는 피곤해지고 허기를 느끼게 된다. 2시간 전에 먹었는데 벌써 배에서 꼬르륵 소리가 난다.

혈당이 급격히 떨어지면, 정상적인 상태로 돌아가기 위해 몸이 음식을 먹으라는 강한 신호를 보낸다. 사과, 에너지바, 바닐라 라떼, 초콜릿, 무엇을 먹든 혈당이 다시 치솟는다. 그렇게 처음으로 돌아가 이 과정을 반복한다.

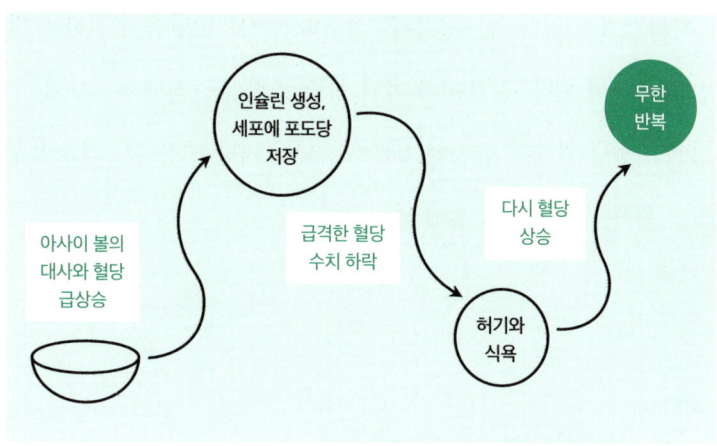

정리하자면, 혈당이 상승하면 인슐린이 생성된다. 이 인슐린이 포도당을 근육, 간, 지방 세포로 이동시키면, 혈당 수치가 급격히 떨어진다. 혈당이 떨어지면 피로감을 느끼고 뇌는 당분이 더 많이 필요하다는 신호를 보낸다. 결국 다시 탄수화물을 먹게 된다.

그렇다면 앞으로 16,000원짜리 아사이 볼을 아침으로 먹으면 안 된다는 걸까? 아니다. 얼마든지 즐겨도 되지만, 바나나, 딸기, 아사이처럼 영양이 풍부한 식품조차 대부분 탄수화물로 구성되어 있으니 과하게 먹으면 혈당에 악영향을 미친다는 사실을 명심하자는 말이다. 탄수화물을 과하게 섭취하면 높은 인슐린 수치, 지방 축적, 혈당 급락, 끊임없는 식욕을 유발하기에 조심해야 한다.

해결책은 있다. 탄수화물을 섭취하면서도 혈당을 조절하는 방법을 배우면 된다. 칼로리가 아닌 혈당 조절의 관점에서 식단을 구성하면 혈당 수치가 안정적으로 유지되어 지방 저장량도 감소할뿐더러 음식 선택의 폭도 훨씬 넓어진다.

PHFF로 혈당 관리하기

혈당을 안정적으로 관리하고 싶다면 'PHFF'라는 약어를 기억하자. Protein(단백질), Healthy Fat(건강한 지방), Fiber(섬유질)의 앞 글자를 딴 PHFF는 혈당 관리 비법의 핵심이자 전부다. PHFF가 함유된 식품 목록을 제시하기만 해서는 단순히 무엇을 먹어야 하는지만 알려주는 기존 다이어트 업계의 방식과 다를 바 없다. 나는 여러분이 스스로 옳은 결정을 내릴 수 있도록 단백질과 건강한 지방, 섬유질이 혈당 수치에 어떠한 영향을 주는지 정확히 설명할 것이다.

단백질, 건강한 지방, 섬유질은 혈당 조절과 포만감에 중요한 역할을 한다. 영양소마다 기능이 다르니, 식사할 때마다 세 종류 모두 먹으면 제일 좋지만, 상황이 여의찮으면 적어도 두 종류라도 먹어야 한다. PHFF를 실천하면 탄수화물, 단백질, 지방의 칼로리를 계산하느라 시간을 낭비하지 않아도 된다. 간단한 점검표만 있으면 된다. "단백질이 포함됐나? 건강한 지방은? 섬유질은 들어 있나?"

달걀, 브로콜리, 아보카도로 차린 아침 식사도, 빵 없는 치즈버거와 감자튀김에 마티니 한 잔을 곁들이는 금요일 저녁 식사도 PHFF이다. 음식을 엄격하게 통제하느라 스트레스받을 필요 없이, 집에서든 밖에서든 자연스럽게 음식을 즐길 수 있게 된다는 것이 이 방법의 가장 큰 장점이다.

지금부터 이 3대 필수 영양소를 자세히 살펴보면서 우리 몸에 주는 긍정적인 영향을 알아보자.

근육의 핵심 연료,
단백질

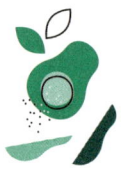

    단백질은 20가지 종류의 아미노산으로 이루어진 3대 필수 영양소다. 근육, 뼈, 피부, 머리카락, 손톱, 연골을 구성하며, 몸의 모든 세포와 효소를 생성하고 유지하는 데도 매우 중요하다.

    동물성 식품은 대표적으로 단백질이 풍부한 식품으로, 소고기, 닭고기, 돼지고기, 해산물, 달걀, 유제품에 단백질이 많이 함유되어 있다. 콩, 렌틸콩, 견과류, 씨앗류, 두부 등 식물성 식품도 단백질이 풍부해서 공급원으로 활용할 수 있지만, 동물성 단백질에 비해 밀도가 낮다.

    포만감을 유지하고, 신진대사를 활성화하고, 군살 없는 몸매가 되려면, 이 단백질이라는 영양소를 잡아야 한다. 단백질은 근육 조직을 유지하게 도와주는 천연 식욕 억제제 역할까지 한다. 단백질을 많이 먹는다고 꼭 살이 빠지는 건 아니지만, 단백질을 충분히 섭취할수록 쉽고 빠르게 원하는 결과를 얻을 수 있다. 체중 감량을 원한다면, 단백질 섭취에 관한 3가지 사실을 기억하자.

첫째, 단백질은 근육 합성과 유지에 도움이 되어 신진대사율을 높인다. (이와 관련한 자세한 내용은 3장에서 설명하겠다.)

둘째, 단백질은 음식의 열 생성 효과$_{TEF}$가 가장 크다. 즉, 탄수화물이나 지방보다 단백질을 섭취했을 때 신진대사율이 더 높아진다.

셋째, 단백질은 3대 영양소 중 포만감이 가장 높다. 동일한 양을 섭취했을 때 탄수화물이나 지방에 비해 허기를 느끼기까지 더 오랜 시간이 걸린다.

내게 필요한 단백질량은?

다이어트 업계의 수많은 공식 대부분이 엉터리지만, 단백질 섭취를 강조하는 것만은 동의한다. 최적의 건강 상태를 유지하려면 적정량의 단백질은 필수다. 미국 농무부$_{USDA}$의 권장 단백질 섭취량은 체중 1kg당 0.8g이다. 즉, 체중이 73kg인 경우 하루 단백질 약 58g을 섭취하면 된다. 그러나 이 수치는 생존을 위한 최소한의 양일 뿐, 노화까지 고려했을 때는 턱없이 부족하다. 근육량을 유지하고 포만감을 지속하고 싶다면 권장량만 채워서는 안 된다.

보디빌딩 업계에서는 근육 증가 또는 유지에 필요한 단백질 섭취 권장량을 체중 1kg당 2.2g으로 정하고 있다. 이에 따르면 체중이 73kg일 때 단백질 약 160g을 섭취해야 한다. 이 정도 양의 단백질을 섭취하면 포만감이 오래 유지되어 체중 감량에 도움이 된다. 그러나 근육을 늘리거나 유지할 때 필요한 정도는 아니며, 체중이 많이 나가는 사람에게는 부담스러운 양이다.

최근 연구에서는 체중 1kg당 1.76g의 단백질을 섭취할 때 근육 형성과 유지에 가장 적절하다는 결과가 나왔다. 73kg일 경우 이상적인 단백질 일일 섭취량은 약 128g이다. 다만, 체지방이 많은 사람이 이 공식을 따르면 필요 이상의 단백질을 섭취할 수도 있으니, 다음 2가지 중 자신의 상황에 맞는 계산 방법을 선택하면 된다.

방법 1 체중(kg) × 1.76 = 하루 총단백질 섭취량(g)

방법 2 BMI 25 기준 체중(kg) × 2.2 = 하루 총단백질 섭취량(g)

두 번째 공식은 체중이 많이 나가는 사람들에게 매우 효과적이다. 포만감을 유지하기에 충분한 단백질 섭취량을 알려주면서도 따라 하기 쉽기 때문이다. BMI를 건강의 지표로 활용하는 것이 의학계의 가장 큰 허점이라고 생각하지만, 지금은 지탱해야 하는 근육의 양을 알 수 있는 대략적인 체중이 필요하다.

BMI는 체중(kg)을 키(m)의 제곱으로 나눠 비만도를 가늠하는 지수다. 미국 질병통제예방센터CDC에 따르면, BMI는 저체중, 정상 체중, 과체중, 비만의 범주를 편리하게 구분하는 방법이다.

그러나 BMI를 개발할 당시 표본 집단이 건강한 유럽 남성들로만 구성되었기 때문에 성별, 인종, 연령의 차이를 반영하지 못한다. 또한 체중을 구성하는 뼈, 근육, 지방은 각각 무게가 다른데, 이런 정보도 제공하지 못한다.

BMI는 신진대사 건강을 평가하는 편리한 도구지만, 건강 상태와 가장 연관성이 높은 체성분을 파악하지 못한다. 오히려 체지방률, 내장 지방량, 골밀도, 근육량이 BMI보다 훨씬 더 정확하게 체성분을 이해할 수 있는 지표로 통한다.

그렇다면 BMI 수치를 어떻게 활용해야 할까? 체중이 73kg이고 키가 165cm인 사람 A씨가 있다고 가정해 보자. A씨의 일일 필요 단백질량을 계산하는 방법은 2가지가 있다.

방법 1 체중 기준: 73 × 1.76 = 약 128g의 단백질 필요

방법 2 BMI 25 기준 체중 활용: 68 × 2.2 = 약 150g의 단백질 필요

BMI 25 기준 체중 (신장별 기준, 단위: kg)		
147cm - 54kg	163cm - 66kg	178cm - 79kg
150cm - 56kg	165cm - 68kg	180cm - 82kg
152cm - 58kg	168cm - 70kg	183cm - 84kg
155cm - 60kg	170cm - 72kg	185cm - 86kg
157cm - 62kg	173cm - 75kg	188cm - 88kg
160cm - 64kg	175cm - 77kg	190cm - 91kg

단백질은 근육 유지에 필요하지 지방에는 필요하지 않다. 그러니 체중이 많이 나가는 사람의 지방까지 고려해서 계산할 필요 없다. 그러니 A씨처럼 BMI 25 기준 체중을 초과하는 경우, 둘 중에 더 낮은 수치인 128g을 선택한다. 그리고 이를 하루 식사 횟수로 나눈다. 세 끼를 먹으면 한 끼에 약 43g, 네 끼를 먹으면 한 끼에 약 32g을 먹으면 된다.

하지만 이 숫자에 집착할 필요는 없다. 다시 한번 강조하지만, 숫자에 집착하지 마라! 일단 자신에게 맞는 계산법을 알아두면 점

차 스스로를 제어할 힘이 생기고, 먹는 행위에 대한 불안 또한 사라질 것이다.

몸의 신호를 듣는 직관적 식사

처음에는 기초적인 계산이 필요하지만, 그 간단한 계산이 바로 지식에 기반한 직관적 식사의 핵심이다. 저울로 음식 무게를 재보는 것도 도움이 된다. 스테이크 150g의 단백질량을 계산해 보면, 당신이 단백질을 얼마나 적게 먹고 있는지 확인할 수 있을 것이다.

완벽하지 않아도 된다. 섭취량을 제한하기 위해 계산하는 것이 아니다. 이 과정을 반복해서 몸에 정말 필요한 영양분을 자연스럽게 공급할 수 있을 때까지 연습하는 것이다. 그러다 보면 식사 준비도 쉬워져서, 따로 기록하지 않아도 일일 적정량을 직관적으로 조합하게 될 것이다!

동물성 단백질(조리 후 기준, 단위: g)

- 달걀 1개 = 6g
- 닭가슴살 100g = 34g
- 닭 다리 살 100g = 30g
- 돼지갈비 100g = 31g
- 다진 소고기(지방 함량 10% 이하) 100g = 30g
- 소고기 등심 100g = 30g
- 양고기 100g = 28g
- 새우 100g = 28g
- 자연산 연어 100g = 27g
- 대구 100g = 30g
- 참치 통조림 140g = 30g
- 그릭 요거트 ½컵 = 10g
- 코티지 치즈 ½컵 = 14g
- 단백질 파우더(제품별 상이)
- 콜라겐 파우더(제품별 상이)

식물성 단백질로도 충분할까?

식물성 단백질도 단백질이다. 다만, 동물성 단백질에 비해 단백질 밀도가 낮아 같은 양을 섭취하려면 음식의 양을 늘려야 한다. 예를 들어, 소고기 등심 100g(230kcal)에는 단백질 약 30g이 들어 있지만, 검은콩으로 단백질 30g을 섭취하려면 약 2컵(450kcal)을 먹어야 하고, 풋콩으로는 1컵 반(300kcal)을, 땅콩버터는 ½컵(735kcal)을 섭취해야 한다.

칼로리에 집착하지 말라고 했지만, 식물성 식품으로 권장 단백질 섭취량을 채우려면 음식의 양 자체가 훨씬 많아진다는 점은 주의해야 한다. 앞서 칼로리 계산이 장기적으로 볼 때 체중 감량에 오히려 독이 된다고 말했지만, 과식은 다른 얘기다. 습관적인 과식은 체중 증가로 이어진다.

식물성 식품은 상대적으로 지방과 탄수화물이 많아서 칼로리도 높다. 탄수화물이 많으니 칼로리당 포만감은 낮다. 탄수화물 0g, 지방 16g이 들어 있는 소고기 등심 100g과 비교해 보면, 검은콩 2컵에는 탄수화물 88g, 땅콩버터 ½컵에는 지방 65g이 들어 있다.

이 때문에 엄격한 채식주의자는 현실적으로 단백질 권장량을 채우기 어렵다. 따라서 다음 표를 참고하여 단백질이 풍부한 식물성 식품으로 하루 최소 100g의 단백질을 섭취하고, 나머지는 식물성 단백질 보충제를 활용할 것을 추천한다.

식물성 단백질(단위: g)

- 삶은 콩(검은콩, 강낭콩 등) 1컵 = 15g
- 삶은 렌틸콩 1컵 = 18g
- 삶은 병아리콩 1컵 = 15g
- 견과류 28g = 5~7g
- 치아시드 2큰술 = 3g
- 햄프시드 3큰술 = 9g
- 호박씨 ¼컵 = 10g
- 해바라기씨 ¼컵 = 5g
- 아마씨 2큰술 = 5g
- 단단한 두부 1컵 = 20g
- 껍질 제거한 풋콩 1컵 = 17g
- 영양 효모 2큰술 = 8g
- 익힌 완두콩 1컵 = 9g
- 스피룰리나 2큰술 = 8g
- 익힌 퀴노아 1컵 = 8g
- 세이탄(식물성 고기) 100g = 24g
- 땅콩버터 분말 2큰술 = 5g
- 땅콩버터 2큰술 = 8g
- 아몬드 버터 2큰술 = 7g

혈당의 완충제,
건강한 지방

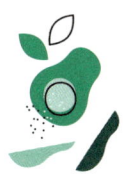

탄수화물, 단백질에 이은 마지막 필수 영양소는 지방이다. 지방에는 다섯 종류가 있는데, 신진대사에 도움이 되는 지방도 있지만, 해를 끼치는 지방도 있어서 종류를 제대로 알아둬야 한다.

오랫동안 지방은 비만의 원인으로 여겨졌다. 하지만 건강한 지방은 비타민 A, D, E, K 같은 중요한 비타민을 흡수하고, 체온을 조절하고, 면역체계를 지원하고, 호르몬 균형을 유지하는 등 중요한 역할을 한다. 물론 고소한 맛으로 음식을 더 맛있게 만든다는 점도 빼놓을 수 없다! 종류별로 지방의 주요 공급원을 살펴보고, 섭취했을 때 우리 몸에서 어떤 일이 일어나는지 자세히 알아보자.

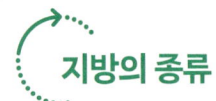
지방의 종류

첫 번째, 포화 지방

오랜 기간 몸에 해롭다고 오해받았지만, 장기 연구 결과 그렇게 볼 증거가 부족한 것으로 밝혀졌다. 다른 지방과 마찬가지로, 포화 지방도 자연식품에서 섭취하는 것이 가장 중요하다. 전지방 whole-fat 유제품, 코코넛 밀크, 목초 사육 소고기 같은 자연식품이 좋다. 포화 지방은 세포막을 형성하고, 호르몬 합성과 세포 복구를 위해 콜레스테롤을 운반하고, 장 건강을 유지하는 데 필요하다.

두 번째, 불포화 지방

불포화 지방은 심혈관 질환 위험도와 심장병 발생률을 낮추는 지방으로 잘 알려져 있다. 콜레스테롤 수치를 개선하고, 혈압을 낮추고 염증을 줄이는 기능도 있다. 불포화 지방이 풍부한 식품으로는 올리브, 아보카도, 견과류가 있다.

세 번째, 오메가3 지방산

연어와 고등어처럼 지방 많은 냉수 어종, 그리고 호두와 씨앗류 같은 일부 식물성 식품에 함유되어 있다. 오메가3 지방산을 하루 200~500mg만 섭취해도 심장 질환 발생 위험을 35%나 낮추는데, 이는 심혈관계 질환 치료제인 스타틴 계열 약물보다 훨씬 높은 수치이다. 또한 두뇌 발달에도 매우 중요한 역할을 한다.

네 번째, 오메가6 지방산

다양한 식물성·동물성 식품에 존재하지만, 주로 카놀라유, 옥수수유, 콩기름, 유채유, 해바라기유같이 산업적으로 가공된 식물성 기름으로 섭취하는 경우가 많다. 우리 몸에 매우 소량만 필요한 지방인데, 식물성 기름을 많이 소비하니 오메가6 또한 과잉 섭취하고 있다. 이런 식습관은 염증성 대사산물을 증가시켜 신체 염증 수치도 높인다.

다섯 번째, 트랜스 지방

동물성 식품에도 트랜스 지방이 소량 존재하는 경우가 있으나, 대부분의 트랜스 지방은 경화(지방의 이중결합에 수소를 첨가하여 유지를 고체화시키는 작업) 공정을 거친 식물성 기름에서 발견된다. 트랜스 지방으로 섭취하는 칼로리가 2% 증가할 때마다 신장병과 제2형 당뇨병에 걸릴 위험성은 2배 가까이 증가한다.

앞으로 내가 건강한 지방을 말할 때는 포화 지방, 불포화 지방, 오메가3 지방산만 떠올리자. 신진대사 생태계의 첫 번째 기둥인 혈당 조절에서 건강한 지방은 매우 중요한 역할을 하는데, 바로 음식물을 소화하는 속도를 지연시키는 것이다. 그래서 지방은 혈당 조절에서 일종의 완충 역할을 한다. 혈당이 급격하게 상승하는 것을 막고 혈당 수치를 안정적으로 유지하는 것이다. 또한 소화를 천천히 할수록 포만감은 더 오래, 허기는 더 늦게 느낀다.

포만감이 오래 유지되고 혈당 수치가 안정적이면 뇌는 '지금 당장 설탕이나 탄수화물을 먹어야 해!'라는 신호를 최대한 늦게 보낸다. 그래서 지방을 적절히 섭취하면 늦은 밤 땅콩버터나 과자를 폭식하고 싶다는 욕구를 억제하는 데도 큰 도움이 된다.

내게 필요한 지방량은?

일일 권장 지방 섭취량은 하루 섭취한 칼로리양의 20~30%이다. 예를 들어, 하루 2,100kcal를 섭취하는 사람에게 필요한 지방은 47~82g이 된다. 즉, 음식을 많이 먹으면 먹어야 하는 지방량도 늘어나고, 적게 먹으면 먹어야 하는 지방량도 줄어든다. 하지만 호르몬 균형을 위해, 특히 가임기 여성이 규칙적으로 생리주기를 맞추기 위해서는 지방 섭취 비율을 25% 이하로 낮춰서는 안 된다.

매번 이렇게 비율을 계산해야 하나 걱정할 필요는 없다. 그저 참고용일 뿐이다. 비율을 따지는 대신, 다음 식사까지 포만감이 유지되는 시간을 관찰해 몸이 보내는 신호에 귀 기울이면 된다. 이것이 개인에게 맞는 지방 섭취량을 파악하는 정확한 방법이다. 단백질과 섬유질이 적정량 포함된 식사를 하고 있다면, 포만감 지속 시간은 지방 섭취량을 확인할 수 있는 좋은 지표가 된다.

지방 10g을 1회 섭취량으로 본다면 한 끼에 1~3회(10~30g) 또는 간식으로 1~2회(10~20g) 섭취하면 된다. 대부분의 사람들에게 적절한 양이다.

건강한 지방(약 10g 기준)

- 땅콩버터 1큰술
- 치즈 30g
- 아보카도 ⅓개
- 올리브 오일 2작은술
- 아보카도 오일 2작은술
- 코코넛 오일 2작은술
- 목초 사육 우유로 만든 버터 2작은술
- 통조림 유지방 코코넛 밀크 ¼컵
- 생크림(유지방 36% 이상 함유) 2큰술
- 씨앗류(해바라기씨, 참깨, 호박씨 등) 2큰술
- 견과류 3큰술

우리 몸의 만능 해결사,
섬유질

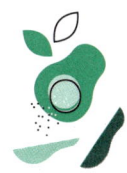

    섬유질은 만능 해결사 같은 영양소다. 식사 후 혈당이 급격히 치솟는 혈당 스파이크를 막아주고, 소화 기관 속 독소를 빨아들이며, 포만감을 유도하는 호르몬을 활성화하고, 장내 유익균에 영양분을 공급하고, 건강한 배변 활동을 돕는다. 섬유질도 탄수화물의 일종이지만, 탄수화물과는 전혀 다르게 작용하기 때문에 따로 다루겠다. 탄수화물은 빠르게 분해되어 혈액으로 흡수되지만, 섬유질은 체내에서 분해되지 않고 소화 기관을 그대로 통과한다. 이 과정에서 섬유질이 위벽을 물리적으로 팽창시켜 포만감을 느끼게 된다. 또한 지방과 비슷한 원리로 혈당 스파이크를 방지한다.

두 사람에게 각각 흰쌀밥 한 공기와 검은콩 한 그릇을 주며 배가 부를 때까지 먹으라고 했을 때, 검은콩을 먹는 사람이 먼저 포만감을 느낄 가능성이 크다. 두 음식 모두 대부분 탄수화물로 구성되어 있지만, 검은콩에는 섬유질과 단백질이 풍부하기 때문이다. 그렇다면 여기에 스테이크를 먹는 사람이 참여하면 어떨까? 당연히 단백질 함량이 가장 높은 스테이크가 포만감 1등을 차지할 것이다.

섬유질에는 수용성과 불용성이 있지만, 둘 다 '섬유질'이라고 부르겠다. 두 종류 모두 쉽게 식단에 추가할 수 있으니 구분할 필요가 없다. 단, 의사가 특정 섬유질을 피하라고 했다면 그 지침을 따라야 한다. 섬유질이 풍부한 식품에는 브로콜리, 콜리플라워, 아스파라거스와 같은 비전분 채소와 치아시드, 아마씨, 렌틸콩 등 콩류, 견과류, 곡물뿐만 아니라 베리류, 사과, 배 같은 과일이 있다.

내게 필요한 섬유질 양은?

통상적인 섬유질 권장 섭취량은 여성의 경우 하루 21~25g, 남성은 30~38g이다. 하지만 나는 거의 모든 사람에게 하루 25~35g

섭취를 권한다. 미국인의 7%만이 섬유질 권장량을 충족하고 있다는 현실을 고려했을 때, 권장량에 얽매이지 말고 매 끼니 섬유질을 충분히 섭취해야 한다는 사실을 인식하는 것이 더 중요하다.

그렇다면 섬유질은 어떤 방식으로 섭취해야 할까? 우리가 먹는 음식에 함유된 섬유질 양을 이해하는 것은, 섬유질을 챙겨 먹는 습관을 들이기 좋은 출발점이다. 섬유질이 많은 메뉴를 물으면 당신은 분명 "푸짐한 그린 샐러드"라고 대답할 것이다. 하지만 아래 표를 살펴보자.

그린 샐러드
- 시금치 2컵 = 섬유질 1.5g
- 다진 오이 ½컵 = 섬유질 0.5g
- 다진 토마토 ½컵 = 섬유질 0g
- 다진 브로콜리 ½컵 = 섬유질 2.5g

섬유질 총합: 4.5g

고섬유질 샐러드
- 잘게 썬 양배추 1컵 = 섬유질 1.5g
- 잘게 썬 로메인 상추 1컵 = 섬유질 1g
- 채 썬 당근 ½컵 = 섬유질 1g

- 다진 브로콜리 ½컵 = 섬유질 2.5g
- 절인 아티초크 ½컵 = 섬유질 7g
- 치아시드 1작은술 = 섬유질 2g

섬유질 총합: 15g

고섬유질 샐러드를 만들기 위한 재료는 아래와 같다. 각각의 섬유질 함량을 참고하자.

과일류 섬유질 함량

- 사과 1개 = 4g
- 아보카도 1개 = 10g
- 블루베리 1컵 = 4g
- 블랙베리 1컵 = 8g
- 라즈베리 1컵 = 8g
- 배 1개 = 6g

비전분 채소류 섬유질 함량

- 익힌 아티초크 1컵 = 10g
- 익힌 아스파라거스 1컵 = 4g

- 익힌 브로콜리 1컵 = 5g
- 익힌 방울양배추 1컵 = 4g
- 익힌 케일 1컵 = 8g
- 익힌 당근 1컵 = 4g
- 익힌 가지 1컵 = 2g
- 생 콜리플라워 1컵 = 2g

기타

- 아카시아 섬유질 1큰술 = 6g
- 치아시드 1큰술 = 5g
- 아마씨 1큰술 = 2g
- 익힌 검은콩 1컵 = 15g
- 익힌 강낭콩 1컵 = 12g
- 익힌 병아리콩 1컵 = 13g
- 익힌 풋콩(껍질 제거) 1컵 = 10g
- 익힌 완두콩 1컵 = 8g
- 익힌 렌틸콩 1컵 = 16g
- 익힌 퀴노아 1컵 = 5g
- 아몬드 30g = 3.5g
- 피스타치오 30g = 3g

혈당 스파이크를 막는 아사이볼

이 방식을 활용하면 훨씬 자유롭게 음식을 선택할 수 있다. '먹으면 안 돼' 또는 '몸에 나쁠 거야'라는 생각도 들지 않을 것이다. '내가 이걸 먹어도 될까?'에 대한 답은 항상 PHFF에 있다.

그럼, 여전히 아사이볼이 먹고 싶다면 어떻게 하면 좋을까? 혈당을 안정적으로 유지하고 지방을 태우면서도 좋아하는 아침 식사를 즐길 수 있도록 아사이볼에 PHFF를 적용하는 방법을 알아보자.

- **설탕 넣지 않기**: 제품을 구매할 때부터 설탕 첨가 여부를 확인한다. 아사이볼은 원래 달지 않은 과일이라서 설탕을 첨가하지 않는 것만으로도 당 함량을 낮출 수 있다.
- **과일 추가하지 않기**: 바나나, 파인애플, 망고를 섞으면 설탕 폭탄이 된다.
- **고품질 단백질 보충제 추가하기**: 인공 감미료, 설탕, 식물성 기름, 콩이 사용되지 않은 제품이어야 한다.
- **섬유질 첨가하기**: 나는 치아시드, 아마씨, 코코넛 플레이크를 좋아한다. 라즈베리와 블랙베리는 과일 중 섬유질이 가장 많다.

- **지방 추가하기:** 코코넛 밀크, 코코넛 플레이크, 견과류 또는 견과류 버터 등을 사용하면 된다.

예를 들어, 무가당 아사이볼에 라즈베리와 단백질 파우더 한 큰술을 넣고 치아시드, 코코넛 플레이크, 아몬드 버터를 올리면 450kcal, 지방 22g, 탄수화물 34g, 섬유질 10g, 단백질 30g이 된다. 이렇게 만들면 점심까지 포만감을 든든하게 유지할 수 있다!

탄수화물
똑똑하게 먹기

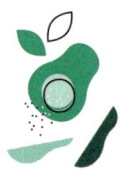

잠시 복습해 보자. 탄수화물은 체내에서 포도당으로 분해되며 혈당을 상승시킨다. 탄수화물과 함께 단백질, 건강한 지방, 섬유질을 섭취하면 혈당이 안정적으로 유지되고 포만감을 느끼게 하는 호르몬 분비를 자극한다.

혈당 스파이크를 피하려면 탄수화물을 완전히 끊어야 한다고 생각할 수도 있겠지만, 탄수화물을 피한다고 문제가 해결되지 않는다. 탄수화물을 지방 세포가 아닌 간과 근육 세포에 저장하고 활용하는 것이 목표가 되어야 한다.

우선 탄수화물 임계치를 이해해야 한다. 탄수화물 임계치란 간과 근육이 한 끼 식사에 흡수할 수 있는 탄수화물의 양이다. 사람마다 임계치는 다르지만, 연구에 따르면 평균적으로 1회 섭취 시 약 30~40g의 탄수화물이 적절하며, 즉시 에너지로 소모되는 양까지 고려하면, 끼니당 약 50g까지 상승했다.

내게 필요한 탄수화물 양은?

키토제닉 다이어트, 황제 다이어트, 원시인 다이어트, 육식 다이어트 지지자들은 탄수화물이 모든 악의 근원이라고 말한다. 하지만 채식주의자와 대사 다이어트를 따르는 사람들은 탄수화물이 풍부한 식사가 건강에 가장 좋다고 믿는다. 사실 우리가 진짜 궁금한 지점은 체중 감량과 컨디션 유지에 필요한 탄수화물 양이다. 이는 근육량, 운동 빈도와 강도, 나이, 신진대사 상태에 따라 달라진다.

우선 전분 탄수화물에만 집중하며 쉽게 접근해 보자. 대표적인 식품으로 빵, 밥, 파스타, 감자, 토르티야, 쿠스쿠스, 퀴노아, 렌틸콩, 콩류가 있다. 물론, 비전분 채소, 아보카도, 올리브, 견과류, 씨앗류, 유제품에도 탄수화물이 함유되어 있지만, 워낙 소량이니 신경 쓰지 않아도 된다. 우리는 전분 탄수화물만 고려하면 된다. 또한 몇 g인지 따지지 말고 1인분을 기준으로 생각해야 한다.

전분 탄수화물 1인분 = 탄수화물 30~40g

이 정도 양이면 다른 식품에 들어 있는 탄수화물을 섭취하더라도, 평균 탄수화물 임계치를 넘지 않게 된다. 또한 이 양을 지키며 PHFF를 실천하면 혈당 스파이크와 인슐린 급증을 예방할 수 있다. 우선 전분 탄수화물 30~40g이 어느 정도 양인지 가늠해 보자.

전분 탄수화물 1인분(탄수화물 30~40g)
- 밥 ¾컵
- 퀴노아 ¾컵
- 렌틸콩 1컵
- 콩 ¾컵
- 건조 병아리콩 파스타 56g
- 큰 바나나 1개
- 혼합 과일 2 + ½컵
- 팝콘 6컵

- 생 통귀리 ½컵
- 빵 2조각
- 감자(중간 사이즈) 1개
- 유기농 팬케이크 믹스 2인분
- 유기농 냉동 와플 3개

다음으로 전분 탄수화물을 하루에 몇 인분 섭취해야 하는지 알아보자. 아래 표를 참고하면 된다. 건강상 문제가 없고 주 3회 이상 근력 운동을 하는 경우, 하루 탄수화물 2인분이면 성공적으로 체중을 감량할 수 있다.

하루 탄수화물 섭취 가이드(1인분: 30~40g)
- 근력 운동 주 3회 미만 시: 1인분
- 혈당 조절 문제(PCOS, 인슐린 저항성, 제2형 당뇨병)가 있을 시: 1인분
- 근력 운동 주 3회 이상 시: 2인분
- 운동선수, 임신 또는 수유 중인 여성: 3인분 이상

먹어도 안 찌는 탄수화물 섭취법

요점은 개인마다 필요한 탄수화물 양이 다르다는 것이다. 내 몸의 신호에 끊임없이 귀 기울이며 교감하는 것이 매우 중요하다. 나는 주 3회 이상 근력 운동을 하며 체중 유지를 위해 꾸준히 노력하는 동시에, 하루에 전분 탄수화물 3인분을 먹는다. 컨디션이 좋으려면 이 정도가 필요하다는 것을 알기 때문이다.

탄수화물 필요량은 임신, 모유 수유 여부, 노화, 스트레스 정도, 운동 방식, 호르몬 상태, 기타 건강 문제, 체중 감량을 비롯한 다양한 상황에 따라 계속 달라진다. 처음에는 막막하겠지만, 이 책의 내용을 실천해 보면 날이 갈수록 당신 몸에 대해 더욱 깊이 이해하게 될 것이다. 예를 들어, 탄수화물이 부족할 때 몸이 보내는 신호 중 하나는 운동하기 힘들 정도의 피로감이다. 이럴 때는 운동을 쉬고 전분 탄수화물을 1인분 더 섭취하거나, 이미 그렇게 하고 있으면 운동하는 날에도 1인분 더 추가해야 한다. 또 다른 신호로는 한밤중, 특히 새벽 2~4시 사이에 자주 깨는 것도 있다(이와 관련된 내용은 5장에서 자세히 다룬다).

물론 이러한 증상이 완전히 다른 원인에서 비롯되었을 수도 있다. 그래서 밤에 자주 깨는 사람이라면, 수면 시간이 충분한지, 음식은 잘 먹고 있는지, 호르몬 문제는 없는지, 자신의 생활 습관을 점검하는 시간도 가져야 한다. 내 몸의 원리를 아는 것이 중요하다. 몸이 어떻게 작동하는지 알면, 증상이 나타나도 "나이가 들어서 그래"라고 말하며 넘겨버리지 않고, 제대로 몸을 돌볼 수 있게 된다.

내 몸 맞춤형
BYO 식단 가이드

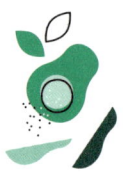

이제부터 소개할 식단 구성법을 활용하면 언제 어디서든 간편하게 BYO 식단을 준비할 수 있다. BYO는 'Build Your Own'의 약자로, 여기서는 '직접 준비하기'라는 뜻이다. 각 영양소별로 식품을 선택하고, 꾸준히 실천하기만 하면 되는 식단이다.

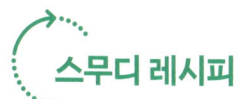

스무디 레시피

단백질(1개 선택)

- 단백질 파우더(단백질 30g)
- 콜라겐 파우더(단백질 30g)
- 단백질 파우더(단백질 20g) + 콜라겐 파우더(단백질 10g)
- 플레인 그릭 요거트 1컵
- 코티지 치즈 1컵

건강한 지방(1~3개 선택)

- 무가당 통조림 코코넛 밀크 3큰술
- 무가당 코코넛 플레이크 2큰술
- 생크림(유지방 36% 이상) 2큰술
- 아보카도 슬라이스 ½컵
- 코코넛 오일 2작은술
- 햄프시드 2큰술
- 아몬드 버터 1큰술
- 캐슈너트 버터 1큰술
- 땅콩버터 1큰술
- 호박씨 3큰술
- 아몬드 2큰술
- 캐슈너트 2큰술

- 피칸 반쪽 2큰술
- 피스타치오(껍질 제거) 3큰술

섬유질(2~3개 선택)

- 치아시드 1큰술
- 아카시아 섬유질 1큰술
- 이눌린(식물성 천연 다당류 섬유질) 2작은술
- 아마씨 1큰술
- 냉동 콜리플라워 라이스 1컵
- 잘게 썬 당근 1컵
- 시금치 2컵
- 카카오 파우더 2큰술
- 블랙베리 ½컵
- 라즈베리 ½컵
- 블루베리 1컵
- 딸기 1컵
- 호박 퓌레 ½컵

저섬유질 과일(0~1개 선택)

- 바나나 ½개
- 오렌지 ½컵
- 체리 ½컵
- 파인애플 ½컵
- 복숭아 ½컵

- 배 ½컵
- 사과 ½컵

추가 재료(제한 없음)
- 레몬즙
- 라임즙
- 바닐라 추출물
- 아몬드 추출물
- 계핏가루
- 천일염
- 육두구 가루
- 민트 잎
- 생강
- 강황
- 말차
- 커피 가루

아침 식사

단백질(1개 선택)

- 달걀 3개 + 콜라겐 파우더(단백질 10g)
- 달걀 3개 + 베이컨 3조각
- 달걀 2개 + 닭고기 소시지 60g
- 달걀 2개 + 달걀흰자 2개 + 콜라겐 파우더(단백질 10g)
- 달걀 2개 + 스테이크 60g
- 플레인 그릭 요거트 1컵 + 콜라겐 파우더(단백질 10g)
- 코티지 치즈 1컵 + 콜라겐 파우더(단백질 10g)
- 플레인 그릭 요거트 180g + 삶은 달걀 1개 + 육포
- 훈제 연어 150g
- 다진 칠면조 120g
- 우유 1컵 + 초콜릿 콜라겐 파우더(단백질 20g)

건강한 지방(1~3개 선택)

- 아보카도 슬라이스 ½컵
- 아보카도 오일 2작은술
- 올리브 오일 2작은술
- 코코넛 오일 2작은술
- 버터 1큰술
- 호박씨 3큰술

- 아몬드, 캐슈너트, 피칸, 호두, 피스타치오, 땅콩(껍질 제거) 3큰술
- 아몬드 버터 1큰술
- 캐슈너트 버터 1큰술
- 땅콩버터 1큰술
- 베이컨 2조각
- 돼지고기 소시지 45g
- 곡물 무첨가 또는 그레인프리 그래놀라 ¼컵
- 무가당 코코넛 플레이크 2큰술

섬유질(2~3개 선택)
- 비전분 채소 1컵
- 딸기 1컵
- 블랙베리 ½컵
- 라즈베리 ½컵
- 블루베리 1컵
- 치아시드 1큰술
- 아카시아 섬유질 1큰술
- 이눌린 2작은술
- 아마씨 1큰술

전분 탄수화물(선택 사항, 보통 30~40g이나 식품 정보 표기 확인 필요)
- 식빵 2장
- 통귀리 ½컵(조리 전)
- 토르티야 2장

- 깍둑썰기 한 감자 180g
- 잉글리시 머핀 1개
- 팬케이크 1인분
- 와플 2~3개

점심 식사

단백질(1개 선택)

- 닭가슴살 140g (조리 전) / 100g (조리 후)
- 칠면조 햄 170g
- 참치 통조림 140g
- 다진 소고기(지방 함량 10% 이하) 160g (조리 전) / 110g (조리 후)
- 연어 170g (조리 전) / 130g (조리 후)
- 다진 닭고기 120g
- 다진 칠면조 120g
- 새우 170g (조리 전) / 130g (조리 후)
- 닭 다리 살 160g (조리 전) / 110g (조리 후)
- 코티지 치즈 1컵

건강한 지방(1~3개 선택)

- 코티지 치즈 30g
- 아보카도 슬라이스 ½컵
- 마요네즈 1큰술
- 올리브 오일 2작은술
- 아보카도 오일 2작은술
- 코코넛 오일 2작은술
- 버터 1큰술
- 호박씨 3큰술
- 큰 올리브 20개
- 크림치즈 2큰술
- 사워크림 ¼컵
- 후무스 ½컵
- 페스토 1큰술
- 과카몰리 ⅓컵

섬유질(제한 없음)

- 아스파라거스
- 깍지 콩
- 비트
- 브로콜리
- 방울양배추
- 양배추
- 당근

- 콜리플라워
- 셀러리
- 순무
- 마름 열매
- 애호박
- 모든 호박류
- 오이
- 가지
- 콜라드 그린(케일과 비슷한 푸른 잎 채소)
- 케일
- 리크
- 버섯
- 오크라
- 양파
- 후추
- 무
- 루타바가(스웨덴 순무)
- 시금치

전분 탄수화물(선택 사항, 30~40g)

- 흰쌀밥 또는 현미밥 180g
- 크래커 2인분
- 사워도우 식빵 2장
- 렌틸콩 또는 병아리콩 파스타(건면) 60g

- 익힌 작은 빨간 감자 ¾컵
- 익힌 퀴노아 ¾컵
- 익힌 렌틸콩 1컵
- 익힌 병아리콩 180g
- 작은 토르티야 2장
- 고구마(큰 사이즈) 1개
- 익힌 콩(얼룩무늬 강낭콩, 검은콩, 흰강낭콩 등) ¾컵

추가 재료(제한 없음, 건강상 문제가 있는 경우 예외)
- 피클
- 레몬즙
- 라임즙
- 식초(발사믹, 사과식초, 백식초, 쌀 식초, 레드와인 식초 등)
- 미소 된장
- 사우어크라우트(독일식 양배추 절임)
- 디종 머스터드
- 머스터드
- 바비큐 소스 1~2큰술
- 케첩 1~2큰술
- 허브
- 소금·후추 양념
- 코코넛 아미노스(간장과 비슷한 조미료)
- 간장

저녁 식사

단백질(1개 선택)

- 다진 소고기(지방 함량 10% 이하) 155g (조리 전) / 115g (조리 후)
- 연어 170g (조리 전) / 130g (조리 후)
- 대구, 검정 가자미, 역돔 115g (조리 후)
- 다진 닭고기 115g
- 닭가슴살 140g (조리 전) / 100g (조리 후)
- 굴(중간 사이즈) 6개
- 돼지갈비 또는 안심 155g (조리 전) / 115g (조리 후)
- 다진 칠면조(지방 함량 10% 이하) 155g (조리 전) / 115g (조리 후)
- 새우 170g (조리 전) / 130g (조리 후)
- 가리비 240g (조리 전) / 145g (조리 후)
- 소고기 등심 170g (조리 전) / 115g (조리 후)

건강한 지방(1~3개 선택)

- 치즈 30g
- 아보카도(슬라이스) ½컵
- 마요네즈 1큰술
- 올리브 오일 2작은술
- 아보카도 오일 2작은술
- 코코넛 오일 2작은술

- 버터 1큰술
- 호박씨 3큰술
- 큰 올리브 20개
- 크림치즈 2큰술
- 사워크림 ¼컵
- 후무스 ½컵
- 페스토 1큰술
- 과카몰리 ⅓컵

섬유질(제한 없음)

- 아티초크
- 아스파라거스
- 그린빈 또는 깍지 콩
- 비트
- 브로콜리
- 방울양배추
- 양배추
- 당근
- 콜리플라워
- 셀러리
- 순무
- 마름 열매
- 애호박
- 모든 호박류

- 오이
- 가지
- 콜라드 그린
- 케일
- 리크
- 버섯
- 오크라
- 양파
- 후추
- 무
- 루타바가
- 시금치
- 사우어크라우트

전분 탄수화물(선택 사항, 30~40g)

- 삶은 옥수수 1컵
- 삶은 완두콩 1 + ¼컵
- 흰쌀밥 또는 현미밥 ¾컵
- 말린 렌틸콩 또는 병아리콩 파스타 56g
- 자색 감자 ¾컵
- 삶은 퀴노아 ¾컵
- 삶은 렌틸콩 1컵
- 볶은 콩 1컵
- 익힌 보리 ¾컵

- 익힌 쿠스쿠스 1컵
- 익힌 와일드 라이스 1컵
- 식빵 2조각
- 작은 토르티야 2장
- 고구마(큰 사이즈) 1개
- 삶은 콩 ¾컵

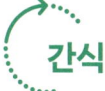

간식

간식은 15~30g 단백질, 10~20g 지방, 0~30g 탄수화물로 구성하고, 허기 정도와 다음 식사까지의 시간을 고려하여 조절한다.

단백질(1개나 2개 선택)
- 코티지 치즈 ½컵
- 플레인 그릭 요거트 ¾컵
- 단백질 파우더(단백질 20~25g)
- 육포 2개

- 삶은 달걀 2개
- 껍질 벗긴 풋콩 1컵
- 스트링 치즈 2개
- 프로슈토 56g
- 칠면조 햄 85g
- 참치 통조림 85g
- 익힌 닭가슴살 56g

건강한 지방(1개나 2개 선택)

- 과카몰리 ⅓컵
- 호박씨 3큰술
- 아보카도 슬라이스 ½컵
- 크림치즈 2큰술
- 치즈 28g
- 큰 올리브 20개
- 무가당 코코넛 플레이크 2큰술
- 그레인프리 그래놀라 ¼컵
- 후무스 ½컵
- 살라미 56g
- 마요네즈 1큰술
- 아몬드 2큰술
- 캐슈너트 2큰술
- 피칸 반쪽 2큰술
- 피스타치오 알맹이 3큰술

- 아몬드 버터 1큰술
- 캐슈너트 버터 1큰술
- 땅콩버터 1큰술

기타 선택 사항(1개 선택)
- 비전분 채소
- 크래커 1회분
- 베리류 ½컵
- 떡 2~3개
- 토르티야 과자 1회분
- 치아시드 1큰술
- 아카시아 섬유질 1큰술
- 이눌린 2작은술
- 아마씨 2큰술
- 카카오 파우더 2큰술
- 베리류 ½컵
- 바나나 ½개
- 냉동 과일 ½컵
- 호박 퓌레 ½컵

나만의 BYO 식단
구성하기

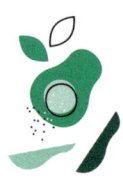

숫자가 많이 나와서 막막할 수도 있겠지만, 이 수치들은 당신을 통제하려는 게 아니라 도움을 주려는 것임을 기억하자. 당신이 최적의 신진대사 건강을 위해 어떤 음식을 얼마나 먹어야 하는지 제대로 알게 된다면 좋겠다. 엄격하게 지킬 필요도 없다. 우리 몸은 수학 공식이 아니니까. 하지만 단백질은 너무 적게, 탄수화물은 너무 많이 먹고 있다는 사실을 깨달았다면, 내일 당장 몸을 바꿀 수 있다. 이런 수치들만 있으면 쉬운 일이다!

식품 표시 정보를 살피고 적정 섭취량을 확인하는 일이 다소 번거로울 수 있지만, 시간이 지나며 자신만의 정보가 쌓일수록 확인

과정은 줄어들고 결국 생략될 것이다. 최상의 컨디션을 유지하고 지방까지 줄이려면 얼마나 먹어야 할까? 다음 방법으로 한번 확인해 보자.

방법 1. 하루 단백질 필요량 계산하기

매일 몇 끼를 먹을지 결정하고, 끼니마다 섭취할 단백질 목표량을 정한다. 단백질 필요량은 '체중(kg) × 1.76' 또는 'BMI 25 기준 체중 × 2.2'로 계산할 수 있다.

방법 2. 탄수화물 섭취 목표량 정하기

하루에 전분 탄수화물을 1인분 먹을지, 2인분 또는 3인분 이상 먹을지 결정한다.

방법 3. BYO 식단 가이드로 식사 구성하기

단백질, 건강한 지방, 섬유질, 탄수화물로 식사를 구성한다.

- 단백질 섭취 목표량을 충족하는 단백질을 포함한다.
- 건강한 지방을 1~3인분 정도 포함한다. 전분 탄수화물을 먹는다면 1~2인분, 먹지 않는다면 2~3인분을 섭취한다.
- 섬유질은 식사 때마다 포함한다. 수치에 집착할 필요는 없지만,

무시해서도 안 된다. 하루 목표량이 25g이라면 한 끼 목표량은 8g 정도로 설정한다.

- 전분 탄수화물은 선택 사항이다.

목표 섭취량에 따라 1인분을 추가하면 된다.

방법 4. 포만감 유지 시간 체크하기

식사 후 포만감 유지 시간이 4시간 이하일 때는 섭취량을 늘려야 한다! 아래 질문에 "예"라고 답했다면, 지방 1인분을 추가한다.

- 단백질 권장량만큼 섭취하고 있는가?
- 섬유질을 충분히 섭취하고 있는가?

방법 5. 컨디션 점검하기

포만감은 충분히 유지되지만, 쉽게 피곤해지거나 나른해진다면, 특히 운동 중 빨리 지치고 몸이 무겁게 느껴진다면 전분 탄수화물을 1인분 더 먹어야 한다!

오전 8시에 단백질 공급원으로 치아시드를, 섬유질 공급원으로 라즈베리 30g을 넣은 스무디를 마시고 지방 공급원으로 아몬드 버터 1인분을 먹었다. 그런데 오전 10시에 배가 고파진다면, 다음 날부터는 아몬드 버터를 추가로 1인분 더 섭취하고 포만감이 유지되는 시간을 살펴본다. 점심까지 배가 고프지 않았다면 성공이다! 내 몸에 필요한 만큼의 영양분을 제대로 섭취한 것이다.

몸이 적응할 시간을 주자

2장을 마무리하기 전, 여러분이 반드시 알아야 할 것이 있다. 처음에는 허기와 포만감 신호가 불규칙한 경우가 많다는 점이다. 지금까지 몸의 신호를 듣고 해석하는 방법을 배웠어도 처음부터 몸의 신호를 제대로 해석하기는 어렵다. 그래도 괜찮다. 초반에 도움이 될 만한 몇 가지 비법이 있다.

배고픔을 잘 느끼지 못하는 사람들도 있는데, 오랜 기간 음식을 적게 먹어서 몸이 적은 칼로리에 적응해 기초대사량이 낮아진 경우가 많다. 하지만 다행히도 우리 몸은 끊임없이 변한다. 규칙적인 식사는 신진대사를 다시 활발하게 만들고 허기 신호도 정상으로 되돌린다. 아침을 거른다면 아침 먹는 습관부터 시도해도 좋다! 사소하더라도 일단 시작해 보자!

반대로 항상 배가 고픈 사람들은 어떻게 해야 할까? 우선 음식 섭취에 대한 두려움부터 버려야 한다. 혈당이 안정적으로 유지되면 하루 종일 포만감을 느끼게 된다. 3일 동안 PHFF 방식으로 식사하면서 포만감 유지 시간을 확인해도 여전히 배가 자주 고프면, 앞서 다룬 BYO 식단 가이드를 참고하여 섭취량을 늘리자.

새로운 시작에는 늘 두려움이나 걱정이 앞선다. 당연한 일이다! 이장에서 소개하는 가이드가 당신이 넘어질 것을 겁내지 않고 앞으로 나아가도록 도와주는 든든한 지지대가 되어줄 것이다.

BEFORE&AFTER

캐럴은 황제 다이어트, 자몽 다이어트, 제니 크레이그 다이어트, 웨이트 워처스 다이어트 등 수많은 다이어트를 경험한 베테랑 다이어터였다. 캐럴의 주식은 담배와 저칼로리 음료였다. 다이어트를 시작했을 때는 고작 12살이었고 60대가 되어서야 PHFF를 접했다. 지금은 그 어느 때보다 음식을 충분히 먹고 있으며, 허리둘레도 28cm나 줄었다. 음식을 대하는 사고방식과 태도도 완전히 바뀌었다. 모든 면에서 자신감이 생겼고, 행복한 삶을 즐기며, 다시는 다이어트를 하지 않을 계획이다.

🌡️ 30초 핵심 요약

• PHFF로 먹는다

먼저 매 끼니를 PHFF 방식으로 구성하는 것부터 시작하면 된다. 혈당이 안정되고 지방 연소가 늘며 신진대사가 활발해진다.

• 배고플 때 먹는다

당신의 몸을 당신만큼 잘 아는 사람은 없다. 끼니를 거르거나 금세 허기를 느낄 정도로 적게 먹으면 안 된다. 한 끼로 4시간 동안 포만감이 유지되어야 한다. 그 안에 허기를 느끼면 걱정하지 말고 양을 늘려라! 몸의 신호에 귀 기울이고 배고플 때와 그렇지 않을 때를 인식하기 시작하면 놀라운 결과를 얻게 된다.

• 탄수화물만 먹지 않는다

PHFF를 실천하기 어렵더라도 탄수화물을 단독으로 먹는 것만은 피해야 한다. 가령, 바나나와 땅콩버터를 함께 먹거나 크래커에 치즈를 곁들여 먹어야 당분 흡수가 지연돼, 혈당의 급격한 상승을 방지하고 포만감 지속 시간이 늘어나게 된다.

🔥 다음 장에서는

이번 장에서는 칼로리와 영양소 비율을 계산하며 특정 식품군을 제외하는 대신 혈당을 관리할 수 있는 식단으로 전환하는 법을 배웠다. 다음 장에서는 체지방을 줄이는 것보다 근육을 늘리는데 집중하는 새로운 접근법을 소개한다. 이 접근법은 몸에 대한 인식을 완전히 바꾸는 전환점이 될 것이다.

METABOLISM MAKEOVER

CHAPTER 3

근육이 많을수록
인생이 쉬워진다

문제는 과도한 지방이 아니라
부족한 근육이다

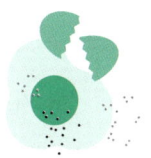

칼로리 섭취를 줄여야 살이 빠진다. 다이어트 정체기에는 칼로리 섭취를 더 줄여야 한다. 다이어트를 할 때면 늘상 듣는 말이다.

하지만 칼로리 섭취를 줄이면 몸이 낮은 칼로리에 적응하게 되고, 결과적으로 기초대사량이 감소한다. 알렉스의 사례에서 살펴봤듯, 이러한 과정은 칼로리 섭취가 부족할 때도 살아남기 위한 우리 몸의 생존 기술이다.

더구나 칼로리 섭취를 줄이려고 저칼로리 식단을 유지하면, 근육 손실이 일어난다. 근육이 줄면 신진대사율도 낮아지게 된다. 다이어트를 위해 칼로리 섭취를 줄일수록 오히려 살을 빼기가 더 어려워지고 요요를 겪게 된다.

    게다가 기존 다이어트 방법들은 모두 칼로리 소모에 효과적인 유산소 운동을 강조한다. 하지만 고강도 유산소 운동은 근력보다 지구력을 추구한다는 신호를 몸에 보내고, 신호를 받은 몸은 지구력 운동에 적응하고 효율성을 높이기 위해 조치를 취한다.

    유산소 운동에는 가벼운 신체가 유리하다. 그래서 몸은 지방보다 밀도가 높고 무거운 근육을 1순위로 제거한다. 그런 다음 지방 세포에 저장되는 에너지를 늘린다. 지방은 유산소 운동에 필요한 에너지를 저장하기에 좋은 보관소다. 저장량 또한 무한하다.

    부트캠프 운동, 스피닝, 장거리 달리기 같은 고강도 유산소 운동은 분명 칼로리 소모에 효과적이다. 그런데 매일 하게 되면 우리 몸이 점점 칼로리를 적게 소모해도 고강도 운동을 소화할 수 있게 적응해 간다. 칼로리 섭취가 적을수록 더 빨리 이런 현상이 일어난다. 믿고 싶지 않겠지만, 운동 후 600kcal를 소모했다고 스마트 워치에 표시되더라도 적은 칼로리에 적응한 신체는 100kcal만 소모했을 수도 있다.

    문제는 과도한 지방이 아니라 부족한 근육이다. 최소한의 노력으로 최대의 결과를 얻으려면, 운동하는 순간에만 고강도로 칼로리를 소모하는 방식에서 하루 내내 칼로리를 소모하는 방식으로 눈을 돌려야 한다. 체중을 감량할 때 근육량이 많을수록 장기적으로 더 유리한 이유와 최소한의 시간 투자로 근육량을 늘리는 방법을 알아보자.

가만히 있어도 살이 빠진다

근육을 키워야 하는 이유는 셀 수 없이 많지만, 근육이 많을수록 아무것도 하지 않아도, 넷플릭스를 보면서 뒹굴거려도 많은 칼로리를 소모할 수 있다. 절대 과장하는 게 아니다!

골격근의 무게는 전체 체중의 30~40%를 차지한다. 골격근은 뼈와 연결되어 기본적인 움직임을 담당한다. 탄탄한 몸매를 만들고, 항염증 기능도 하며, 우리 몸에서 가장 중요한 탄수화물 처리 장소이기도 하다.

우선 우리 몸이 매일 칼로리를 어떻게 소모하는지 알아야 한다. 일일 총에너지 소비량$_{TDEE}$은 건강을 유지하는 데 필요한 칼로리양이다. 다음은 이 칼로리가 어떻게 사용되는지를 표시한 그래프다.

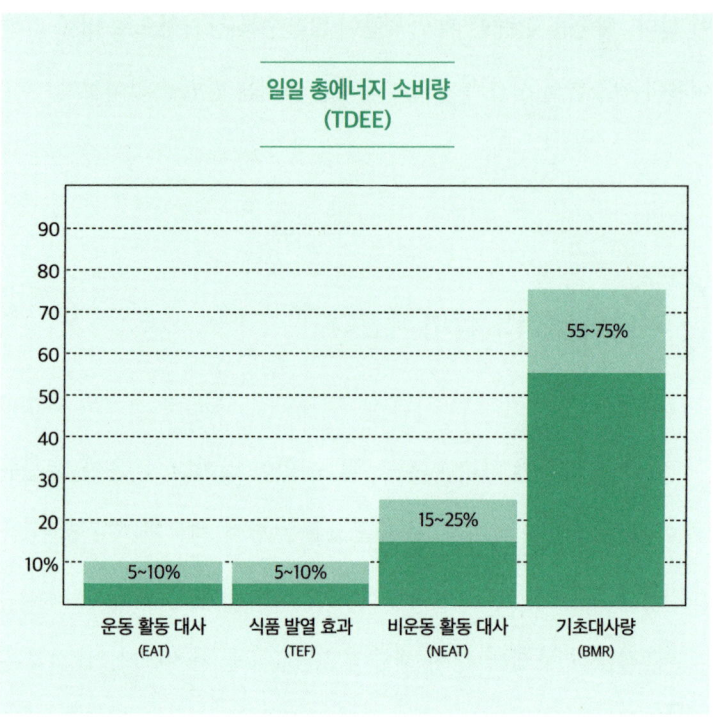

우리는 보통 운동과 일상 활동에 소모하는 에너지의 합이 총에너지 소비량이라고 생각한다. 하지만 이 그래프를 보면 운동 활동 대사$_{EAT}$로 소모되는 칼로리는 하루 소모량의 5~10%밖에 되지 않는다. 반면, 기초대사량$_{BMR}$은 하루 소모량의 55~75%를 차지한다.

기초대사량이란 신체 기관의 기능을 유지하는 데 필요한 에너지양이다. 혼수상태에 빠져 전혀 움직이지 못하더라도 생명을 유지하려면 반드시 섭취해야 하는 양이다. 즉, 운동이나 일상 활동을 제외한 모든 칼로리 소모를 포함하는 수치다. 그러니 운동을 쉬었다고 걱정하지 않아도 된다. 여전히 우리 몸은 많은 칼로리를 소모하고 있다는 사실을 알아두자.

다음으로 비운동 활동 대사$_{NEAT}$란 걷기, 일어서기, 청소하기, 앉기처럼 일상적인 활동에 소모되는 칼로리다. 헬스장에서 실내 자전거를 타거나 무거운 덤벨을 드는 것은 비운동 활동 대사가 아니라 운동 활동 대사이다. 마음먹고 하는 운동보다 일상 활동에 더 많은 칼로리가 소모된다는 사실에 주목하자.

식품 발열 효과$_{TEF}$ 또한 중요한 역할을 한다. 식품 발열 효과는 음식물 소화 과정에 소모되는 칼로리로, 운동 활동 대사와 비슷한 양을 차지한다.

이 그래프에서 가장 중요한 점은 운동도 물론 중요하지만 기초대사량을 높이는 것이 신진대사에 가장 효과적이라는 것이다. 근육을 유지하려면 많은 에너지가 필요하다. 즉, 근육 조직 자체가 기능하기 위해서 많은 칼로리가 소모된다. 따라서 근육이 많을수록 기초대사량이 높아지고, 기초대사량이 높아지면 아무것도 안 하고 쉴 때도 많은 칼로리를 소모하게 된다.

BEFORE&AFTER

에린은 직장과 두 아이 육아를 병행하면서도 PHFF 식단과 수면, 스트레스 관리에 최선을 다했다. 일주일에 4일은 유산소 운동까지 했다. 그런데도 몸에 전혀 변화가 없었다. 나는 에린에게 이제 달리기를 그만두고 근력 운동을 해야 한다고 말했다. 에린은 달리기 대신 근력 운동을 시작한 지 일주일 만에 1.4kg을 감량했다. 지방뿐만 아니라 과도한 유산소 운동으로 높아진 코르티솔 수치 때문에 저장된 수분도 함께 빠졌다. 만성 코르티솔 과다 분비가 신진대사에 미치는 영향은 6장에서 자세히 알아볼 것이다.

근육을 늘리는
최소한의 운동법

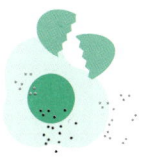

    신진대사를 불에 비유하자면, 근육은 땔감이다. 땔감이 많을수록 불이 활활 타오르듯, 근육량이 많을수록 대사 활동이 활발해진다. 그렇게 되면 휴식 중에도 더 많은 칼로리를 소모하고, 그만큼 음식 섭취량도 늘릴 수 있으며, 대사 유연성 또한 향상된다. 대사 유연성은 다음 장에서 자세히 다루니, 지금은 신진대사가 유연할수록 체중이 증가할 가능성이 낮아져 음식이나 운동을 더욱 자유롭게 선택할 수 있다는 점만 기억해 두자.

근육은 이렇게 만들어진다

근육량을 늘리고 유지하는 방법은 2가지가 있다.

방법 1 단백질 섭취로 아미노산을 충분히 확보하여 근육 단백질 합성을 활성화한다.

방법 2 근력 운동으로 근육을 활성화한다.

아미노산은 단백질을 구성하는 기본 요소다. 총 20가지 유형이 있는데, 그중 9가지만 '필수 아미노산'이다. 필수 아미노산은 생존과 건강 유지를 위해 음식으로 섭취해야 한다.

근육 단백질 합성, 즉 근육 생성은 체내에 필수 아미노산이 충분히 공급될 때만 이루어진다. 근육 생성 과정은 류신Leucine이라는 필수 아미노산에 의해 시작되지만, 근육을 완성하려면 9가지 필수 아미노산이 모두 필요하다.

소고기, 닭고기, 달걀 같은 동물성 단백질은 필수 아미노산이 풍부하여 근육 생성에 효과가 좋다. 한 끼에 동물성 단백질을 30g 정도 섭취하면 근육이 성장하고 회복되기 시작한다. 반면 콩, 렌틸콩, 콩류와 같은 식물성 단백질은 필수 아미노산 함량이 상대적으로 낮아 근육 생성에 다소 적합하지 않다.

그렇다고 한 끼에 단백질을 30g보다 적게 먹거나 식물성 단백질을 섭취하는 것이 의미 없다는 뜻은 아니다. 단백질은 모든 세포 활동 전반을 담당하기 때문에 달걀, 고기, 렌틸콩, 두부, 무엇이든 상관없이 매일 단백질을 적정량 섭취하는 것이 몸에 좋다. 매끼 동물성 단백질을 30g씩 섭취하면 운동할 때뿐만 아니라 하루 종일 근육 성장을 촉진할 수 있다.

채식주의자나 동물성 식품을 제한적으로 섭취하는 사람의 경우, 단백질 보충제에 류신이나 다른 필수 아미노산을 첨가해 만든 셰이크를 아침으로 먹는 것도 좋은 방법이다.

주 2회로도 충분한 근력 운동

근육을 키우는 가장 단순하고 확실한 방법은 근력 운동이다. 즉, 무거운 저항을 이용하여 근육을 자극하는 운동을 해야 한다.

근력 운동이 왜 효과적인지 알아보기 전에, 먼저 근력 운동에 대한 잘못된 인식을 바로잡아야 한다. 특히 체중 감량을 원하는 여성들에게 있어서 근력 운동은 오해받고 과소평가되었다. 근력 운동을 하면 보디빌더 같은 몸이 될까 봐 걱정하는 사람이 많았다. 이제 이런 케케묵은 고정관념에서 벗어나야 할 때다.

근력 운동의 목적은 명확하다. 더 강해지는 것이다. 칼로리 소모와 체중 감량을 목표로 운동하는 것이 아니라는 점을 알아야 한다. 체중 감량을 넘어서, 삶의 모든 영역에서 더 강해지는 것이 우리의 새로운 목표다. 이번 장의 핵심은 근력 운동이 신진대사와 전반적인 건강 및 수명에 얼마나 중요한지 이해하는 것이다. 유산소 운동이 신진대사에 미치는 영향은 다음 장에서 더 자세히 다루겠다.

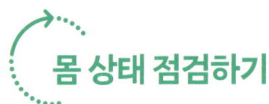

몸 상태 점검하기

보통 다이어트를 할 때면 몸 상태를 점검하기 위해 체중계에 오르지만, 체중계는 중요한 건강 지표인 체성분에 대해서는 알려주는 게 없다. 특히 2~5kg 감량을 목표로 삼고 근력 운동을 시작한 사람은 체중계 숫자가 변하지 않는 걸 보고 당황하는 경우가 많다. 이유는 간단하다. 근력 운동을 하면서 지방은 빠지고 근육은 늘고 있는데, 체중계는 둘을 구분하지 못하기 때문이다. 그래서 매일 체중계에 오르기보다 신체 치수를 재거나 사진을 찍어 변화를 확인하는 편이 더 중요하다. 아래의 원칙을 따르기만 하면 된다.

- **매일 재지 않는다**: 체중이 매일 1~2% 정도 오락가락하는 것처럼, 신체 치수도 마찬가지다. 특히 허리둘레는 뭘 먹었는지, 물은 얼마나 마셨는지, 운동은 얼마나 했는지, 여성의 경우 생리 주기가 어떻게 되는지에 따라 계속 바뀐다.
- **항상 같은 옷을 입고, 같은 조명, 같은 장소에서 사진을 찍는다**: 옷의 디자인이나 색상 등 미묘한 차이로 변화를 제대로 확인하지 못하는 일이 없도록 일관성을 지키는 것이 중요하다.
- **허리둘레만 측정하면 안 된다**: 지방이 찌는 부위는 유전에 따라 개인차가 크다. 배에 살이 찌는 체질이라면 변화가 더뎌서 금방 포기하고 싶어질 것이다. 따라서 나는 허리, 엉덩이, 허벅지, 가슴, 팔뚝 등 3~5군데를 정해서 꾸준히 재는 걸 추천한다.
- **한 달에 한 번만 확인한다**: 매일 체중을 재던 사람은 답답할 수 있지만, 하루아침에 몸이 변하지 않는다고 좌절하는 타입이라면 이 방법으로 스트레스 없이 긍정적인 습관을 만들 수 있다

신체 측정 방법

허리둘레	줄자를 배꼽 높이에 맞추고 수평을 유지한 채 몸을 감아 측정한다. 생리 기간에는 재지 말자. 정확하지 않을 가능성이 높다.
엉덩이둘레	엉덩이에서 가장 넓은 부분을 측정한다. 보통 엉덩이 가운데를 기준으로 잡으면 된다.
허벅지 둘레	허벅지에서 가장 두꺼운 부분을 측정한다. 다리 맨 위쪽 부근일 거다.
가슴둘레	유두를 기준으로 잡고 줄자로 겨드랑이 아래를 둘러서 측정한다. 이때 가슴이 눌릴 정도로 조이지 않도록 하자.
팔 둘레	팔꿈치에서 약 15cm 위쪽을 기준으로 잰다.

점진적으로 늘려가기

근력 운동을 시작해도 곧바로 체중이 확 떨어지지는 않을 수 있다. 하지만 몸은 확실히 달라진다.

근력 운동은 자유롭게 선택하면 된다. 덤벨, 바벨, 웨이트 기구, 밴드를 활용해도 되고 맨몸 운동도 좋다. 무엇보다 근육이 긴장 상태를 유지하면서 점점 강도를 높여가는 것이 중요하다. 어떤 방식이든 상관없이 점진적 과부하 원칙을 따르면 된다. 쉽게 말해서, 매주 무게나 횟수를 늘려가는 것이다.

체중을 이용한 맨몸 운동도 마찬가지다. 만약 첫날 팔굽혀 펴기를 20번 했다면 다음날에는 21번, 그다음 날에는 22번, 이런 식으로 점차 강도를 높여야 한다. 점진적 과부하를 적용하지 않으면 탄탄한 근육을 만들기 어렵다.

이제 칼로리 소모에 신경 쓰지 말고, 더 강해지는 데만 집중하자. 이것만 기억하면 결과는 자연스럽게 따라오게 되어 있다.

BEFORE & AFTER

나와 처음 만났을 때 로셀은 65살이었다. 평소에 굉장히 활동을 많이 하는데도 평생 살이 빠진 적이 없다고 했다. 12주 근력 운동 프로그램을 마친 후, 더 무거운 중량을 들 수 있었고, 힘이 세진 걸 느꼈으며, 태어나서 처음으로 자기 몸에서 탄탄한 근육 라인을 볼 수 있었다.

근력 운동
루틴 만들기

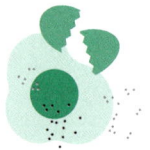

    운동에 대한 태도에 있어서 사람들은 크게 두 부류로 나뉜다. 운동을 최우선으로 여기며 아무리 바빠도 절대 빼먹지 않는 사람과, 시간이 없다는 이유로 운동을 미루다 결국 시작조차 하지 않는 사람이다.

    후자에 해당하는 사람들은 이렇게 생각하고 있을 거다. '운동은 매일 해야 효과가 있을 텐데, 난 그렇게 못하니 시작해 봤자 소용없어.' 그런데 꾸준한 운동 루틴으로 근력을 기르는 데는 생각보다 많은 시간이 들지 않는다. 지금부터 살펴보자.

유형 1. 근력 운동을 처음 하거나 시간이 부족한 경우

- 주 2~3일, 1회에 30~60분간 전신 운동을 한다. 이 정도면 효과를 보기에 충분하니 무리해서 시간을 늘리지 않아도 된다. 나는 주말에 아이 돌봄 서비스를 이용하고 있어서, 주말에 운동하고 평일 중 가장 한가할 날 한 번 더 한다.
- 중량과 횟수를 기록하고 매주 조금씩 강도를 높인다. 몸 상태에 따라 중량만 추가하거나 횟수만 늘려도 된다. 스마트폰의 메모 앱으로 기록하면 편하다.
- 일주일에 최소 2일은 반드시 쉬어야 한다.
- 새로운 근섬유를 형성하는 데 필요한 단백질을 충분히 섭취한다. 2장에 나온 단백질 섭취량 가이드를 참고하자.

유형 2. 근력 운동 경험이 있고 더 발전하고 싶은 경우

- 주 3~4일 하되, 3회면 전신 운동을, 4회면 상체 운동과 하체 운동을 나눠서 진행한다.
- 그 외 사항은 유형 1의 지침을 따른다.

더 구체적인 계획이 필요하다고? 그럴 줄 알고 준비했다! 한 달 동안 따라 할 수 있는 전신 운동 프로그램을 예시로 가져왔다. 다음 운동을 주 3일씩 4주간 따라하며 매주 횟수나 중량을 조금씩 늘려가면 된다. 횟수와 중량 변화를 확인할 수 있도록 기록하는 걸 잊지 말자. 집에서든 헬스장에서든 덤벨 몇 개나 밴드만 있으면 된다.

첫째 날	• 스플릿 스쿼트: 2세트, 8~12회 반복 • 벤트오버 로우: 3세트, 8~12회 반복 • 벤치 프레스: 3세트, 8~12회 반복 • 루마니안 데드리프트: 4세트, 8~12회 반복 • 팔굽혀 펴기: 3세트, 10~15회 반복 • 바이셉 컬: 3세트, 10~15회 반복
둘째 날	• 벤치 스텝 업: 2세트, 12~15회 반복 • 힙 브릿지: 2세트, 12~15회 반복 • 씨씨 스쿼트: 2세트, 8~15회 반복 • 리닝 레터럴 레이즈: 3세트, 10~15회 반복 • 밴드 레터럴 레이즈: 3세트, 10~15회 반복 • 오버헤드 트라이셉스 익스텐션: 2세트, 10~15회 반복
셋째 날	• 프론트 스쿼트: 2세트, 12~15회 반복 • 오버헤드 프레스: 3세트, 8~12회 반복 • 체스트 플라이: 2세트, 12~15회 반복 • 원암 벤트오버 로우: 2세트, 10~12회 반복 (한 팔당) • 업라이트 로우: 2세트, 10~15회 반복 • 브이 업: 1분 • 리버스 크런치: 1분

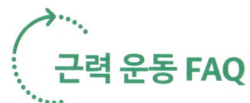
근력 운동 FAQ

Q1. 근력 운동을 하면 우락부락해진다?

스테로이드 약물을 사용하지 않는 이상, 근력 운동만으로 우락부락한 근육을 만들기는 매우 어렵다. 근육이 커지려면 엄청난 양의 테스토스테론이 필요한데, 여성은 이 호르몬 수치가 낮아 특히 근육이 잘 커지지 않는다. 물론 유전적인 요인도 있긴 하지만, 특히 여성은 근육 성장이 아주 천천히 일어난다.

Q2. 도저히 운동을 할 수 없는 상황에서는?

살다 보면 건강상 문제 이외에도 다양한 이유로 운동하기 어려운 순간이 찾아온다. 이럴 때는 80 대 20 법칙 떠올리자. 운동은 신진대사 생태계의 6가지 기둥 중 하나에 불과하다. 운동을 못할 때는 다른 기둥, 특히 식단과 혈당을 중점적으로 관리하면 된다.

탄수화물 섭취량을 조절하고, 단백질 섭취에 더 신경 쓴다. 한 끼에 최소 30g의 동물성 단백질이나 필수 아미노산을 추가한 식물성 단백질 파우더를 섭취해야 한다. 이미 가지고 있는 근육량을 유지하려면 충분한 단백질 섭취가 아주 중요하다.

Q3. 내가 좋아하는 요가, 필라테스, 바레(Barre)도 근력 운동일까?

어떤 운동이든 안 하는 것보다는 훨씬 좋다. 몸을 움직이고 근육을 사용하면 건강도 좋아지고 자신감도 생긴다. 하지만 기초대사량을 높이고 근육을 늘려 체지방을 태우는 게 목표라면, 근력 운동에 비해 요가, 필라테스, 바레 같은 운동은 효과가 떨어진다. 이런 운동들은 보조 근육, 균형감, 유연성 향상에는 유용하지만, 신진대사 측면에서는 효율적이지 않다. 물론 근력 운동과 함께 한다면 도움이 되겠지만, 체지방 감량을 목표로 이런 운동을 하는 건 추천하지 않는다.

🌡️ 30초 핵심 요약

근육은 신진대사를 타오르게 하는 땔감이다. 근육량이 많을수록 휴식 중에도 많은 칼로리를 소모하게 되고, 식사량이 늘어도 체중이 늘지 않는다!

• 근력 운동을 하자

일단 근육에 자극을 줘야 한다. 무거운 기구, 밴드를 활용해도 되고 맨몸 운동도 상관없다.

• 쉬는 날을 지키자

운동을 매일 하면 오히려 역효과가 생기기도 한다. 일주일에 최소 2일은 반드시 쉬자.

• 매 끼니 단백질을 섭취하자

한 끼에 동물성 단백질을 30g 이상 먹어야 근육 단백질 합성이 시작된다. 하루 세 번 이렇게 먹으면 근육 성장이 잘 일어나는 몸이 된다. 동물성 단백질을 피하고 싶다면, 필수 아미노산이 들어 있는 단백질 파우더를 하루 한 번 추가로 먹으면 된다.

🔥 다음 장에서는

이제 근력 운동이 어떻게 하루 종일 칼로리 태우게 하는지, 유산소 운동이 왜 운동할 때만 칼로리를 소모하는지 이해했으니, 다음으로 넘어가자. 4장에서는 일상 속 다양한 활동이 신진대사 건강, 혈당 반응, 스트레스 수준, 심지어 노화에까지 어떤 영향을 미치는지 좀 더 깊이 파헤쳐 볼 것이다.

METABOLISM MAKEOVER

CHAPTER 4

하루 종일 앉아 있으면 생기는 일

움직이지 않는 몸은
병든다

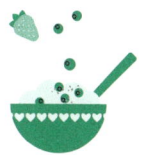

 이 책을 읽는 사람들 대다수가 자신을 움직이는 걸 싫어하는 '방구석 인간'이라고 생각하지 않을 것이다. 특히 꾸준히 헬스장에 다니는 사람이라면 더욱 그럴 것이다. 하지만 일주일에 5~6일 1시간씩 헬스장에 가더라도, 집에 와서는 배달 음식을 시켜 먹고 하루 23시간을 앉아 있거나 침대에 누워 지낸다면, 당신은 '적극적인 방구석 인간'일 뿐이다.

 그런데 이런 생활이 왜 문제가 될까? 이미 수많은 연구를 통해 장시간 앉아 있는 생활이 건강 전반에 해롭다는 사실은 입증되었다. 이런 생활이 비만, 만성질환, 조기 사망 위험성 증가로 직결된다는 이야기를 들어 봤는가? 바로 당신 이야기다. 규칙적으로 운동하고 있어도 말이다. 너무 냉정하게 들릴 수도 있지만, 더 나은 방향으로 나아가기 위해 반드시 짚고 넘어가야 한다.

장시간 앉아 있는 생활이 건강에 미치는 부정적 건강은 2가지 요인에서 비롯된다.

요인 1 자연스러운 일상 활동으로 소모되는 칼로리가 줄어든다.
요인 2 장시간 같은 자세를 유지한다.

칼로리 소모량이 적더라도 과식만 하지 않으면 큰 문제는 아니다. 하지만 체중 감량이 목표라면 훨씬 어려워진다. 운동이 아닌 일상 활동으로 소모되는 열량인 NEAT가 하루 칼로리 소모의 15~25%를 차지하기 때문이다. 진짜 문제는 단순히 너무 적게 걷는 게 아니라, 아예 움직이지 않는다는 것이다. 책상, 컴퓨터, TV 앞에 붙어 있는 시간이 길어질수록 건강이 악화하고 살이 찌고 결국 나이가 들면서 몸이 굳게 된다.

이번 장에서는 나이가 들어서도 건강한 몸을 유지하려면 왜 활동이 중요한지, 어느 정도의 활동이 필요한지, 책상에 앉아 있는 동안 일일 활동량을 어떻게 늘릴 수 있는지 알아볼 것이다.

활동과 운동은 다르다

사람마다 다르게 정의하겠지만, 내게 활동은 '움직이는 삶'이다. 저강도의 신체 활동이라고도 볼 수 있는데, 주로 운동이 아닌 움직임이다. 걷기, 집안일, 정원 가꾸기, 하이킹, 육아, 짐 옮기기, 앉았다 일어서기, 심지어 몸을 뒤척이는 것, 몸이 굳지 않도록 자세를 바꾸는 것도 포함된다. 이런 활동을 운동이라고 여기지는 않지만, 매일 우리 몸을 움직이고 있다.

활동은 조기 사망 위험률을 낮추는 것 외에도 신진대사 유연성, 혈당 조절, 스트레스 해소, 그리고 나이가 들어서도 계속 움직일 수 있는 능력을 유지하는 데도 중요하다.

신진대사 유연성을 높이는 유산소 운동

운동에도 유행이 있다. 90년대에는 체지방 연소가 가장 활발한 심박수 범위인 '지방 연소 구간'에서 운동해야 효과적이라는 말이 많았다. 2000년대에 들어서는 운동 중 소모되는 칼로리와 고강도 인터벌 운동에 대한 강박으로 옮겨갔다. 유행이 지나긴 했지만 지방 연소 구간을 활용한 유산소 운동은 일리가 있다.

이를 이해하려면 생물학적 원리를 살펴볼 필요가 있다. PHFF 식단을 먹으면 몸에서 에너지를 생성하는데, 바로 그 에너지를 생산하는 세포의 소기관이 미토콘드리아다. 그래서 건강한 미토콘드리아가 많을수록 어떤 영양소든 에너지로 바꿀 수 있는 신진대사 유연성도 향상된다. 즉, 에너지가 필요할 때 탄수화물에만 의존하지 않고 지방도 에너지로 쉽게 태우게 된다.

그런데 비활동적인 생활을 하는 사람들은 신진대사 유연성이 떨어지는 경우가 많다. 즉, 지방을 에너지로 사용하는 데 어려움을 겪고 대체로 탄수화물이나 포도당을 주 에너지원으로 사용한다. 몸이 지방을 태우는 걸 어려워하니 에너지로 사용할 탄수화물을 원하게 되면서 음식을 끊임없이 찾는 것이다. 다시 말해, 우리의 미토콘드리아가 제대로 기능하면 탄수화물과 지방을 자유롭게 사용할 수 있게 된다.

신진대사 유연성을 높이려면 어떻게 해야 할까? 어떤 신체 활동이든 건강에 도움이 되지만, 유산소 운동과 근력 운동을 병행하는 것이 핵심이다.

심폐지구력 운동이라고도 불리는 유산소 운동은 장시간 심박수를 증가시키는 운동을 일컫는다. 대표적으로는 달리기, 자전거 타기, 계단 오르기 등이 있다. 심박수 증가 운동 5단계를 알아보자.

- **1단계**: 최대 심박수의 50~60%, 대화를 편안하게 나눌 수 있는 수준.
- **2단계**: 최대 심박수의 60~70%, 대화를 할 수 있지만, 가끔 숨을 고를 필요가 있는 수준.
- **3단계**: 최대 심박수의 70~80%, 짧은 단어로만 대화할 수 있는 수준.
- **4단계**: 최대 심박수의 80~90%, 한두 단어만 말할 수 있으며 대화하기 싫은 수준.
- **5단계**: 최대 심박수의 90~100%, 운동에만 집중해야 하는 수준, 대화는 포기!

단계마다 장점이 있지만 에너지원으로 지방을 가장 효율적으로 사용하는 최적의 구간은 2단계이다. 신체의 부교감 신경이 활성화돼 편안함을 느끼게 만들어 주기로 한다. 운동할 때면 '행복 호르몬'이라는 엔노르핀이 분비된다. 저강도 운동도 엔도르핀을 분비하지만, 교감 신경 활성화로 인한 '투쟁-도피 반응fight-or-flight respond'은 발생시키지 않아 편안한 상태를 유지할 수 있다.

사람들은 신경계를 안정시키는 효과적인 방법으로 흔히 명상이나 요가 같은 활동을 떠올린다. 하지만 걷기, 가벼운 조깅, 수영, 자전거 타기, 춤추기 등도 도움이 되니, 취향에 맞는 운동을 선택해서 즐기면 된다. 연구 결과에 따르면, 2단계에 해당하는 적절한 유산소 운동 시간은 일주일에 150~180분이라고 한다. 하루 20분씩 가볍게 춤을 추거나, 90분씩 두 번 걸어도 된다. 각자의 상황, 흥미, 성향에 따라 자유롭게 선택하면 된다.

혈당 잡는 10분 산책의 힘

혈당을 조절하는 데 효과적인 두 번째 방법은 식후 활동이다. 혈당은 식사 후 90분 동안 상승하여 최고치를 기록한다. 내가 직접 혈당 측정기로 실험해 본 결과, 식후 20분 동안 걷기, 조깅, 자전거 타기 등의 활동이 혈당 상승 속도 지연에 도움이 된다. 혈당이 안정되면 인슐린 분비가 감소하여 지방 연소가 촉진된다. 그래서 주로 식후 산책을 추천하는데, 어떤 운동을 해도 효과를 볼 수 있겠지만 산책이 저녁 식사 후 배우자나 아이들과 시간을 보내기에도 좋고 식사 후 남는 시간을 활용하기에도 좋기 때문이다. 10분만 산책해도 엔도르핀이 분비되어 스트레스가 줄어든다. 꼭 2단계 운동일 필요는 없다. 가벼운 동네 산책만으로도 충분하다.

스트레스는 체중 감량 저항의 가장 큰 원인이다. 스트레스 관리는 마음의 문제라서 통제하기 어렵지만, 스트레스를 낮추는 데 도움이 되는 활동은 있다. 그중 하나가 햇빛을 받으며 걷는 산책이다. 가벼운 산책은 누구나 쉽게 실천할 수 있고, 햇빛을 받으면 세로토닌 생성이 활발해져 에너지가 충전되고 기분도 한층 좋아진다. 낯선 장소를 걸어보거나 맨발로 걸으면 더 효과적이다.

BEFORE&AFTER

나와 처음 만났을 때의 재클린은 자포자기한 상태였다. 평생 열정적으로 운동을 즐기며 살았는데 건강상 문제로 신체 활동에 제약이 생겼기 때문이다. 출산한 지 6개월쯤 됐을 때였는데, 운동 없이는 임신 중에 늘어난 체중을 감량할 수 없다는 생각에 우울증 조짐마저 보였다. 나는 하루 일정에 서서히 2단계 유산소 운동을 추가하며 몸의 변화를 지켜보자고 했다. 무리하지 않는 선에서 재클린은 매일 20분씩 두 번 산책했고 3개월 만에 바지 치수가 줄어들며 예전 모습을 되찾은 듯한 기분을 느꼈다고 했다. 단 한 번도 헬스장에 가지 않고 말이다.

일상 속 움직임이
인생을 바꾼다

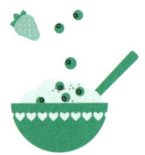

지금쯤 당신은 '얼마나 움직여야 할까?'라는 궁금증이 들 수도 있다. 15개 국제 연구 단체의 논문을 분석해 보니, 하루 걸음 수와 사망률 간의 상관관계는 단순했다. 연령대에 따라 한계치 차이는 있었지만, 많이 걸을수록 사망률은 낮아진다.

"많이 움직일수록 더 좋다." 이것이 원칙이다. 따라서 특정한 걸음 수를 목표로 삼기보다는, 어떻게 하면 더 자주, 더 효율적으로 움직일 수 있을지를 고민하는 것이 올바른 방향이다.

- 걸음 수가 하루 3,000보라면, 어떻게 4,000보로 늘릴 수 있을까?

- 현재 걸음 수를 측정하지 않고, 하루 중 의도적인 활동이 거의 없는 상태라면 어떻게 개선해야 할까?

재미를 느껴야 움직인다

책상에 앉아 있는 시간이 많은 직업군은 활동량을 늘리기가 쉽지 않다. 나는 곧장 내 커뮤니티 사람들에게 바쁜 일상 중에도 활동량을 늘리는 방법이 있는지 물어봤고, 그들만의 비법 10가지를 당신과 공유하겠다. 흥미로운 점은, 대부분의 방법이 이미 우리가 일상에서 자연스럽게 하고 있는 일과 깊은 관련이 있다는 사실이다.

방법 1. 걷기 일정 잡기

다른 일정과 마찬가지로 내 몸과의 약속을 일정에 추가한다. 하루에 유산소 운동 2단계를 20~30분 정도 하면 가장 좋다. 또는 상황에 따라 45분 걷기와 근력 운동을 하루씩 번갈아 가며 해도 된다. 하루에 5~10분씩 여러 번 걸어도 된다. 걷기는 상대적으로 쉽게 실천할 수 있는 활동이라서 다양한 방법으로 활용된다.

방법 2. 틈틈이 움직이기

목욕 전 욕조에 물을 채우는 동안 팔 굽혀 펴기를 하거나 양치질하며 스쿼트를 해보자. TV를 보면서 요가를 하거나 1시간 간격 알람을 설정해 화장실을 다녀오는 것도 방법이다. 동네나 사무실 주변 산책하기, 입구와 먼 곳에 주차하기, 일어나서 기지개 켜기 등도 좋은 습관이다. 일상에서 자연스럽게 활동량을 늘리는 재미있는 방법은 무궁무진하다.

방법 3. 앉아 있는 시간 줄이기

하루의 50%는 서서 활동한다. 서 있으면 앉아 있을 때보다 50% 더 많은 칼로리를 소비하고 식후 혈당 수치도 낮아진다. 사무직 근로자를 대상으로 한 연구 결과, 점심 식사 후 180분간 서 있는 경우, 같은 시간 앉아 있을 때보다 식후 혈당 스파이크가 43% 감소했다. 같은 대상으로 진행한 또 다른 연구에서는 근무시간 중 30분마다 서기와 앉기를 반복할 경우, 혈당 스파이크가 평균 11.1% 줄어드는 것으로 나타났다.

방법 4. 자녀, 반려동물과 함께하기

가족과 함께 시간을 보내며 활동량을 늘리는 방법도 있다. 저녁 식사 후 자전거를 타거나 산책을 즐기고, 자녀와 수영장을 가거나 반려동물과 운동장에 가서 함께 뛰어노는 것도 온 가족이 함께 즐기는 방법이다.

방법 5. 동행 만들기

누군가 함께하는 약속된 시간이 있으면 목표를 달성할 가능성이 훨씬 커진다. 온라인 친구도 상관없다. 게다가 사회적 유대감은 스트레스 완화와 정신 건강에도 긍정적인 영향을 준다.

방법 6. 직장에서의 활동 방식 바꾸기

직장에서도 새로운 방법으로 더 많이 움직여 보자. 일주일에 두세 번은 도보나 자전거로 출근하겠다는 계획을 세워보는 것도 좋은 방법이다. 전화 통화할 때는 일어나서 걸어 다니기, 동료에게 메시지를 보내는 대신 직접 찾아가서 의견 나누기, 업무 중 제자리에서 스쿼트 하기, 의자 높이를 낮추고 요가 쿠션을 깔고 앉기, 키다리 책상으로 서서 업무 보기 등 직장에서도 활동량을 늘리는 방법은 많다. 재택 근무하는 사람들은 수시로 일어서거나 걷거나 바닥에 요가 매트로 깔아두고 여유 시간에 잠시 누워 스트레칭을 하며 활동량을 늘려보자.

방법 7. 다른 방식으로 앉기

우리 몸은 하루 종일 의자에 앉아 있도록 설계되지 않았다. 하루 종일 앉지 않고 서 있기란 불가능하지만, 앉는 방식을 다양화해서 활동량을 늘릴 수는 있다. 소파 대신 바닥에 앉기, 요가 쿠션 활용하기, 틈틈이 스쿼트 하기, 다리를 길게 뻗어 스트레칭 하기, 짐볼 위에 앉기 등을 추천한다.

방법 8. 다른 방식으로 걷기

매일 20~30분 걸을 시간도 없다면, 시간을 나눠 짧게라도 걸어보자. 잔디밭이나 자갈밭, 경사로 걷기, 맨발 걷기로 효과를 높이면 더 좋다. 각각의 활동은 여러 근육을 자극하여 움직임의 범위를 확장 시킨다. 다양한 활동이 좋은 활동이다.

방법 9. 집안일로 활동량 늘리기

작은 변화만으로도 집안일하며 활동량을 늘릴 수 있다. 호스 대신 물뿌리개로 식물에 직접 물을 주거나, 식기 세척기 대신 손으로 설거지하는 것도 방법이다. 로봇 청소기 대신 진공청소기를 사용할 때 10분 타이머를 맞춰 작은 공간을 집중적으로 청소해도 좋다.

방법 10. 생활 습관 연계하기

활동량 늘리기를 또 하나의 과제로 여기기보다는 스트레스 해소처럼 그저 즐거움을 위한 일로 이해하길 바란다. 산책하러 나갈 때 좋아하는 음악을 즐겨보자. 친구와 통화하거나 만나도 좋다. 내가 가장 좋아하는 습관은 수면의 질이 향상되는 아침 햇살과 함께 하는 산책이다. 이에 대한 자세한 내용은 5장에서 다룬다.

식후 10~20분 산책하는 습관은 혈당 상승 속도도 늦추지만, 앞서 말했듯이 가족이나 반려동물과 하기에도 좋은 방법이다. 마지막으로, 활동량이 많을수록 소화력도 좋아진다는 사실도 알아두길 바란다. 우리가 앉아 있는 동안 찌그러져 있을 소화 기관이 얼마나 답답할지 상상해 보라. 이제 소화 기관에도 기지개를 켤 기회를 주자!

제한적인 활동은 제한적인 식단과 비슷하다. 우리가 먹는 음식에 따라 공급되는 영양소가 달라지고 몸을 사용하는 방식이 달라지듯이 신체의 동작 범위는 우리가 하는 활동 또는 하지 않는 활동의 영향을 받는다.

이 말은 단순히 하루 걸음 수를 늘리라는 뜻이 아니다. 물론, 활동량이 극도로 적은 사람들은 걸음 수를 늘리기만 해도 좋은 출발점이 되겠지만, 우리의 궁극적인 목표는 종체적인 활동량 증가다.

신진대사 건강과 장수의 필수 요소인 활동량을 늘리는 방법은 다양하다. 앉아 있지만 말고 수시로 일어서기, 바닥에 앉아 빨래 개기, 바닥에 있는 물건을 집을 때 스쿼트 자세 취하기, 공원 운동 기구 이용하기 등도 활동량 증가에 도움이 된다.

나이가 들면서 살이 찐 걸 걱정하기보다, 그 원인을 파악하는 데 집중해야 한다. 근육 감소와 활동량 부족으로 인한 기초대사량 저하가 체중 증가의 주범이다. 체중계 숫자 자체는 큰 문제가 아니다.

활동의 중요성은 나이가 들수록 커진다는 점에서 나는 종종 피터 아티아 박사가 고안한 개념인 '인생의 마지막 10년marginal decade'을 떠올린다. 당신은 인생의 마지막 10년을 어떻게 보내고 싶나? 무엇을 하고 싶은가? 어떻게 움직이고 싶은가? 이 모든 질문의 답은 당신의 결정에 달려 있다.

활동량 늘리기가 힘든 일은 아니다. 균형 잡힌 식사, 헬스장에서 운동하기, 바벨 들기, 스마트폰 사용 줄이기, 스트레스 관리하기, 장 건강 개선 등과 비교했을 때 몸을 조금 더 움직이는 것은 훨씬 쉬운 일이다. 게다가 이 책이 제시하는 활동들은 즐거운 놀이에 가깝다!

결국, 새로운 습관을 삶에 녹여내는 핵심은 '재미'다. 이 장을 읽고 활동량 늘리기가 복잡하거나 시간을 많이 투자해야 하는 일이 아니란 사실을 깨달았길 바란다.

움직이는 하루를 만들자

여유 시간 파악이 어려울 때는 30분 간격으로 노트나 스마트폰의 메모 앱에 일과 전체를 기록해 보자.

오전 6시 30분	기상, 출근 준비
오전 7시	아침 식사 및 커피 준비, 점심 도시락 준비, 외출
오전 7시 30분	자가용으로 출근, 업무 시작
오전 8시	팀 회의
오전 8시 30분	팀 회의
오전 9시	화장실, 컴퓨터 작업
오전 9시 30분	컴퓨터 작업
오전 10시	전화 회의

하루를 마무리하며 이 기록을 검토하고, 앞서 제시한 다양한 방법들을 어떻게 적용할지 생각해 보자. 아침 산책을 할까? 엘리베이터 대신 계단을 이용할까? 회의할 때 서 있거나 걸어 다닐 수 있을까? 조금만 신경 쓰면 얼마든지 활동량을 늘릴 수 있다.

🌱 30초 핵심 요약

활동은 우리 삶의 필수 요소이며 다양하고 많을수록 좋다. 신진대사를 활성화하고 유연성을 향상하여 수명을 연장하기 위한 핵심 전략 3가지는 다음과 같다.

• **2단계 유산소 운동 즐기기**
대화가 가능한 저강도 유산소 운동이 지방 연소에 가장 효과적이다. 전문가들은 일주일에 150~180분 또는 하루 20~30분 운동하라고 권장한다. 친구와 함께하기 좋은 운동이다!

• **다른 일과 동시에 하기**
업무 통화, 가족 활동, 집안일 등 기존에 하던 작업과 함께 할 수 있는 활동을 추가해 보자.

• **다양한 활동 하기**
놀이터에 가거나, 오래된 자전거를 꺼내거나, 바닥에서 강아지와 놀면서 움직임을 즐겨보자. 앉는 대신 서서, 소파 대신 바닥으로 바꾸기만 해도 활동량이 늘어난다.

🔥 다음 장에서는

지금까지 혈당 관리, 근력 운동, 다양한 방법으로 활동량 늘리기를 통해 '다이어트와 운동'의 새로운 접근 방식을 살펴보았다. 이제 음식과 활동 방식만큼이나 식욕과 체중에 영향을 미치는 신진대사 생태계의 또 다른 기둥을 살펴볼 차례다.

METABOLISM  MAKEOVER

METABOLISM MAKEOVER

CHAPTER 5

수면의 질이
삶의 질을 결정한다

사실 인생의 3분의 1은
수면 시간이어야 한다

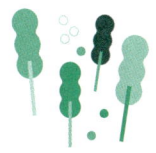

모든 생명체가 매일 하는 일이 있다. 바로 '수면'이다. 많은 사람이 수면이 중요하다는 사실을 알고 있다고 말한다. 하지만 수면이 허기, 포만감, 식욕, 신진대사에 얼마나 중요한지 제대로 알고 있는 사람은 얼마나 될까? 혹시 알고 있더라도, 그 이유를 정확하게 설명할 수 있을까? 당신이 이런 질문에 어떤 대답을 했든지, 잠을 더 많이 자야 한다는 말을 들어봤을 것이다. 그런데도 수면을 우선순위에 두지 않을 가능성이 크다. 도대체 이유가 뭘까?

다이어트를 꾸준히 실천하기 어려운 이유와 같다. "그게 건강에 좋으니까"라는 말만으로는 행동이 쉽게 바뀌지 않는다. 하루를 마치고 침대에 누웠을 때, 유튜브로 좋아하는 영상을 보거나 SNS를 살펴보고 싶은 유혹을 뿌리치기는 어렵다. 하지만 우리 신체의 원리를 이해하고 나면, 자연스럽게 다른 선택을 하게 될 것이다. 1시간 더 놀고, 늦은 밤에 차가운 커피를 마시는 일이 양질의 수면보다 더 가치 있을까? 이 장을 다 읽고 나면, 그 답을 스스로 내리게 된다.

우리는 왜 자야 할까?

불과 75년 전까지만 해도 과학자들은 인간이 잠을 자면 신체가 컴퓨터의 '시스템 종료' 같은 상태가 된다고 생각했다. 수면 중에는 신체의 모든 기능이 멈추고 충분히 휴식을 취한 후 다시 깨어난다고 여겼었다. 그러나 신경과 전문의이자 수면 전문가인 마크 우 박사는 "수면은 뇌가 생명 유지에 필요한 다양한 활동을 수행하는 시간이며, 이는 삶의 질과 밀접한 연관이 있다"라고 말했다.

실제로 수면은 우리 몸을 재정비하고 재생하는 시간이다. 조직이 복구되고, 세포는 교체와 해독 과정을 거치며 식욕과 체중을 조절하는 호르몬을 포함해 여러 호르몬이 생성되고 조절된다. 마치

청소팀이 몸에 들어와 노폐물을 청소하고 몸과 뇌를 재충전하여 새로운 하루를 준비하는 시간이라고 생각하면 된다. 하지만 잠이 부족하면 이런 중요한 과정이 제대로 이루어지지 않는다.

잠을 제대로 못 잔 다음 날을 떠올려보자. 피로감은 당연하고, 머리가 멍해지며 짜증이 나고 유독 군것질이 당겼던 게 기억나는가? 잠을 충분히 자면 뇌의 정보 처리 능력 및 기억력이 향상되고 감정 조절 영역도 활성화된다. 반대로 잠이 부족하면 건망증이 심해지고 집중력 유지와 스트레스 관리에 어려움을 겪게 된다. 또한 신체 전반에도 큰 영향을 미친다. 면역력 저하, 혈압 상승, 편두통 악화, 혈당 불균형 등의 문제가 발생하며, 식욕 증가 역시 대표적인 증상이다.

하루 평균 수면 시간이 7시간 미만인 사람은 30% 이상이며, 50%에 달하는 사람들이 일주일에 최소 2일 이상 수면 문제를 겪는다고 한다. 인생의 3분의 1을 수면으로 회복하도록 설계된 인간으로서는 매우 심각한 문제다.

미국 수면 의학회American Academy of Sleep Medicine는 하루 최소 7시간의 수면을 권장한다. 하지만 최적의 수면 시간이 개인마다 다르므로 나에게 적절한 수면 시간을 파악하는 것이 중요하다. 적절한 수면 시간을 찾아주는 수면 앱을 이용하면 편리하다. 혈당을 조절하고 염증을 줄이면 최적의 수면 시간이 짧아지기도 한다. 깨끗한 공간일수록 청소 시간이 짧아지는 원리와 같다. 따라서 처음에는 수면 시간을 최대한 길게 설정해 두는 것이 좋다.

수면과 신진대사의 관계

충분한 수면이 건강에 이롭다는 사실은 모두가 안다. 그러나 체중 관리와도 깊은 관련이 있다는 점을 알고 있는 사람은 많지 않다. 시카고 대학교는 동일한 식단을 섭취한 참가자들을 두 그룹으로 나눠 수면 시간이 체지방량 변화에 미치는 영향을 분석했다. 그 결과, 하루 5.5시간만 잔 그룹은 8.5시간 잔 그룹에 비해 체지방 감소율이 55% 낮았고 체지방을 제외한 체성분의 양인 제지방 손실률은 60% 높았다. 더불어 수면 부족 그룹의 참가자들은 식욕을 촉진하고 에너지 소비를 감소시키는 그렐린 호르몬 수치가 증가했고 포만감을 유발하는 렙틴 호르몬은 감소해 식욕이 더 증가했다.

이 연구에서 주목할 점은 통제된 환경 특성상 수면 부족 그룹 참가자들의 식욕이 증가해도 실제 음식 섭취량은 늘리지 않았는데,

오히려 수면 시간이 충분했던 그룹보다 체지방 감소량이 적었다는 사실이다.

수면 부족 시 발생하는 호르몬 불균형을 생각해 보면, 허기를 더 심하게 느끼고 군것질 욕구가 증가하는 것은 당연한 결과다. 뇌 영상 연구 결과, 하루 7시간 미만의 수면은 뇌의 보상 체계를 활성화해 혈당을 급격히 상승시키고 인슐린 분비를 촉진하는 음식을 더 원하게 만든다. 간단히 말하자면, 다이어트 중에 수면 시간이 부족하면 체지방 감소량은 줄어들고 근육 손실량은 늘어나며 감정 기복과 허기가 심해져 목표 달성이 어려워진다는 뜻이다.

2022년, 시카고 대학교와 위스콘신 대학교 연구진은 젊은 과체중 성인을 대상으로 무작위 임상 실험을 진행했다. 그 결과, 연구 기간 중 6.5시간 미만 자는 그룹은 수면을 1.2시간 늘린 그룹보다 하루 평균 270kcal를 더 섭취했다. 더구나 5.5시간 미만 자는 사람들이 7시간 이상 자는 사람들보다 하루에 약 400kcal를 더 섭취한다는 사실이 밝혀졌다. 연구진은 수면이 부족할수록 식욕 조절 문제를 겪거나 전반적인 단백질 섭취량이 적은 경향이 있다고 분석했다.

다음 내용을 살펴보며 수면과 신진대사가 중요한 이유를 더 자세히 알아보자.

- **허기와 포만감:** 5시간 미만의 수면은 허기를 느끼게 하는 그렐린 호르몬 수치를 15% 증가시키고 포만감을 느끼게 하는 렙틴 호르몬 수치를 15% 감소시킨다. 결국 수면 부족으로 허기는 더 느끼고 포만감은 덜 느끼는 상태가 되어 폭식하게 된다.
- **혈당:** 인슐린 저항성은 체중 증가 촉진, 체중 감량 저항, 대사 증후군 등의 주요 원인인데, 잠이 부족하면 혈당 조절 호르몬인 인슐린 저항성이 25% 증가한다. 하룻밤만 못 자도 혈당 수치가 치솟는 것이다.
- **쾌감:** 수면 부족은 마리화나처럼 뇌의 특정 부위에 작용하는 화합물 분비를 촉진한다. 그래서 잠이 부족하면 식욕이 폭발한다.
- **판단:** 수면 부족은 뇌의 감정 중추인 편도체를 과활성화하고 이성적 판단을 담당하는 전전두엽 피질의 기능을 억제한다. 그 결과 매우 달고 짠, 자극적인 음식에 과민하게 반응하면서도 제대로 된 판단은 하지 못하는 악순환이 시작된다.
- **근육:** 6시간 미만의 수면은 8.5시간에 비해 지방 소모는 55% 낮추고 제지방 근육 손실은 60% 늘린다. 연구를 통해 다이어트 중 수면 부족은 근육 손실로 인한 기초대사량 감소로 이어진다는 사실이 밝혀졌다.

즉, 우리는 적게 잘수록 많이 먹는다. 그것도 필수 영양소인 단백질이 아닌 불량 식품을 말이다. "잠을 자는 건 의지 박약"이라는 주장은 "숨 쉬는 건 의지 박약"이라고 말하는 거나 마찬가지다.

BEFORE&AFTER

에밀리는 식단도 철저히 지키고 일주일에 다섯 번이나 고강도 운동을 하며 열심히 노력했지만, 몸무게가 0.1kg도 줄지 않았다. 알고 보니 운동량을 늘리려고 잠을 줄이고 있었다. 나는 헬스장에 못 가더라도 수면 시간을 6~7시간으로 늘리라고 조언했다. 수면 시간을 늘린 첫째 주, 헬스장을 세 번밖에 가지 못했지만, 몸무게는 1kg이 줄어 있었다. 단순히 운동 시간을 줄이고 자는 시간을 늘렸더니 살이 빠진 것이다!

건강한 수면 습관
실천하기

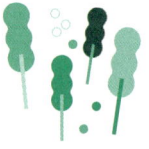

생체리듬 되찾기

수면의 영향은 체중 감량에 그치지 않고 직장 생활, 인간관계, 체력, 의사 결정 능력, 뇌 기능, 집중력, 자제력, 혈당 조절, 염증 반응, 식욕 조절, 회복력, 면역 체계, 감정 조절 등 신체와 정신 전반에 광범위하게 작용한다.

그런데 이 모든 요소를 조절하는 핵심은 '수면'이 아니라 '생체리듬'이다. 생체리듬은 몸 안의 시계 역할을 하며 수면과 기상 주기를 조절한다. 몸의 생체리듬을 이해하는 것이 수면의 중요성과 방법을 깨닫는 첫걸음이다.

생체리듬이 하루 동안 작용하는 방식은 다음과 같다.

오전 6시

코르티솔 수치 상승과 함께 눈과 피부의 광수용체가 빛을 전기신호로 전환해 잠을 깨운다. 이때 아침 햇빛을 받으면 생체리듬이 더욱 활성화되어 12~14시간 후 멜라토닌 분비를 유도하고 숙면을 돕는다.

해 질 무렵

우리 몸은 원래 자는 동안 지방을 연소하도록 설계되어 있어, 수면을 준비하는 단계에서 렙틴과 아디포넥틴adiponectin이라는 강력한 지방 연소 호르몬을 분비한다. 이때 야식이나 과도한 블루 라이트 노출은 호르몬 분비를 방해한다.

오후 9시

두뇌 활동을 억제하고 몸을 회복 상태로 전환하는 멜라토닌 분비가 시작된다. 이때 TV, 노트북, 스마트폰 등에서 발생하는 블루 라이트에 노출되면 멜라토닌 분비가 방해받아 수면의 질이 떨어진다. 많은 사람이 수면 문제를 겪는 주된 원인이 바로 여기에 있다.

자정

신체 회복에 있어 매우 중요한 작용이 일어나는 시간대이다. 이 작용은 잠들어 있을 때만 일어난다. 자정부터 하루 동안 쌓인 손상을 본격적으로 회복하고 시상하부로 이동한 렙틴이 지방을 배출시킨다. 이 과정이 원활하게 이루어져야 다음 날 몸이 가볍고 정신도 맑다. 최상의 컨디션을 유지하고 싶다면 이 중요한 과정이 원활히 진행되도록 반드시 자정 전에 잠자리에 들자!

새벽 2시

몸은 가장 깊은 수면 상태에 이르고 손상된 세포와 조직 복구에 집중한다. 전날의 피로를 온전히 회복하려면 자정부터 최소 6시간의 수면이 필요하다. 다시 한번 강조하지만, 최적의 회복을 원한다면 자정 전에 잠드는 습관을 들이자!

블루 라이트를 피하라

우리 주변 어디에나 블루 라이트가 존재한다. 태양, 전구, 화면 등등 다양한 광원이 블루 라이트를 방출한다. 아침에 블루 라이트에 노출되면 수면 호르몬인 멜라토닌 생성을 억제하여 모닝커피처럼 잠을 깨워준다는 장점도 있다.

하지만 아침에 스마트폰 알람을 끌 때부터 밤 10시에 SNS를 볼 때까지, 하루 종일 블루 라이트가 얼굴과 너무 가까이 있는 것이 문제다. 아침의 블루 라이트처럼 자기 전의 블루 라이트 역시 멜라토닌 생성을 방해한다. 잠자리에 들기 몇 시간 전부터 분비되기 시작하니 잠들기 2~3시간 전에는 블루 라이트 노출을 피해야 한다.

블루 라이트 차단 안경도 효과는 있지만, 숙면을 위해서는 저녁 시간에 전자기기 사용을 최대한 자제해야 한다. 이것이 우리 몸의 자연스러운 생체리듬을 지키는 유일한 방법이다.

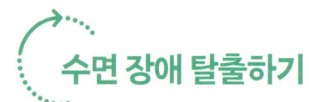# 수면 장애 탈출하기

많은 사람이 다양한 이유로 수면 문제를 겪는다. 특히 신생아를 키우는 부모, 교대 근무자, 시차 적응이 필요한 사람, 밤에 잘 안 자는 자녀를 둔 부모는 더욱 심각하다. 그중에서도 교대 근무 노동자와 부모들은 우리 사회의 버팀목이지만 제대로 잠을 못 자서 원래 능력을 발휘하지 못하고 있다.

신진대사 생태계의 6가지 요소 중 수면이 나에게 가장 힘든 부분이었다. 수면의 중요성을 깨달은 후 관련 연구를 깊이 파고들었다. 그렇게 여러 방법을 직접 실험해 본 결과, 효과적이면서도 부담 없이 시도할 수 있는 방법들을 발견했다.

수면 장애 유형과 해결 방법을 몇 가지 살펴보자.

유형 1. 잠들기 어려운 입면 장애

- 코르티솔이나 멜라토닌이 적절한 시간에 충분히 분비되지 않아서 발생하는 경우가 많다. 아침에 일어나 햇빛을 받으면 몸이 적절한 수면 계획을 세우게 된다. 기상 시간에 따라 차이는 있지만, 대체로 오후 10시쯤이다. 창문을 통해 들어오는 햇빛은 효과가

없으니 맑은 날에는 10분, 흐린 날에는 30분 동안 야외에서 햇빛을 받아야 한다. 해가 질 무렵에도 같은 방법으로 햇빛을 받으면 더 효과적이다.

- 잠들기 8~10시간 전에는 카페인을 섭취하지 않는다. 아침에만 커피를 마셔야 한다는 뜻이다. 매일 마지막 커피 마시는 시간을 15분씩 앞당겨 수면에 영향을 주지 않는 시간으로 맞추자.
- 오후 6시부터는 실내를 어둡게 하고 10시 이후에는 블루 라이트를 일체 차단한다. 해가 진 후에는 블루 라이트 차단 안경을 착용하여 렙틴, 아디포넥틴, 멜라토닌 분비를 방해하지 않도록 한다.

유형 2. 자다가 자주 깨는 수면 유지 장애

- 평일에는 술을 자제한다. 술이 중추 신경에 억제 신호를 보내는 신경 전달 물질인 가바$_{GABA}$를 자극해서 일시적 진정 효과는 볼 수 있지만, 생리적 변화를 일으켜 자다가 무의식적으로 자주 깨게 하고 몸과 뇌의 회복에 중요한 렘$_{REM}$수면을 방해한다.
- 오후 10시 이후 잠에서 깨면 최대한 빛을 피해야 한다. 필요하면 블루 라이트 차단 안경을 착용하되 절대 스마트폰은 보면 안 된다! 화장실에 야간용 레드 라이트 조명 시설을 따로 설치해 두는 것도 효과적이다.

유형 3. 자는 시간이 불규칙한 수면주기 장애

- 규칙적으로 자는 습관을 들이도록 최대한 노력해야 한다. 주 4일만 야간에 근무하는 경우라도 수면과 식사 시간은 최대한 지키도록 한다.

- 수면 담당 코치 닉 리틀헤일은 프로 운동선수들에게 한 번에 길게 자는 대신 90분씩 여러 번 자라고 지도한다. 일주일에 최소 90분씩 30~35회 자는 방법은 신생아 부모와 같이 불규칙한 수면이 불가피한 사람들에게 매우 유용하다.

- 내 경험을 바탕으로 한 비법을 공유하자면, 딸아이를 출산하고 산후 도우미는 '충분한 수면'이 아닌 '매일 밤 최소 3시간씩 두 번' 자는 것에 집중하라고 조언했다.

유형 4. 코골이 및 수면 무호흡증

- 충분히 잤다고 생각하는데도 아침에 개운하지 않고 피곤한 사람들은 코골이가 원인일 때가 많다. 최근 통계로는 남성의 57%, 여성의 40%가 코를 곤다고 한다. 코골이의 원인은 다양하나, 비강 또는 부비강 폐색, 음주, 흡연, 약물, 수면 자세, 비만, 기도 폐색 등이 대표적이다.

- 입을 다문 상태로 코를 고는 경우, 베개 등으로 머리 높이를

10cm 정도 높여 혀와 턱이 앞으로 움직이도록 유도한다.
- 입을 벌린 상태로 코를 고는 경우, 인터넷으로 '입 벌림 방지 테이프' 또는 '코골이 테이프'를 검색해 보고 자신에게 적절한 제품을 구매해 사용해 보자. 황당할 수도 있지만, 치아 부정 교합, 충치, 잇몸 질환, 소화 문제, 만성 피로, 두통 등을 유발하는 구강 호흡 방지에 효과가 있어 사용자가 점점 늘고 있다.
- 바로 누워서 잘 때 코를 곤다면, 옆으로 누워서 자본다.
- 자세에 관계없이 코를 심하게 골거나 10초 이상의 호흡 정지가 자주 발생한다면, 수면 무호흡증 검사를 받아봐야 한다.

수면 보조제 사용시 주의사항

수면 보조제를 사용하기 전에는 먼저 수면 문제의 근본 원인을 충분히 조사하고 해결하려고 노력해야 한다. 앞서 소개한 방법을 실천해도 개선이 어렵다면, 다음과 같은 검증된 보조제를 사용해 봐도 된다. 1가지 보조제를 2주간 사용해 보고 효과가 없을 시 다른 보조제로 바꾼다. 여러 가지를 함께 사용했을 때 가장 효과가 좋은 사람도 있다. 자신에게 맞는 조합을 찾을 때까지 다양한 방법을 시도해 봐야 한다.

- **테아닌 200mg**: 스트레스 감소 및 긴장감 완화
- **마그네슘 비스글리시네이트 200mg**: 신체 이완, 가바와 멜라토닌 생성 촉진
- **마그네슘 트레오네이트 145mg**: 중추 신경계 진정
- **가바 100mg**: 뇌 진정 효과 및 불안 감소
- **멜라토닌 0.3~1.0mg**: 뇌에 수면 신호 전달, 필요시 단기간 사용

30초 핵심 요약

• 아침 햇살 쬐기

수면의 질을 개선하기 위해 딱 1가지 방법만 추천하라고 하면 단연코 햇빛 노출이다. 눈이 아프지 않은 방식으로 아침 햇살을 눈에 담는 것이다. 이때 가벼운 운동과 함께하면 더욱 좋다. 스마트폰에서 눈을 떼고 하늘을 보자!

• 해 질 무렵

낮이 짧은 지역은 6시 무렵부터, 일반적으로는 해가 질 무렵부터 불필요한 조명을 꺼서 실내 밝기를 낮춘다. 촛불을 켜고 살 필요까지는 없지만, 초저녁부터 조금 어둡게 생활하는 방식은 수면에 도움이 된다.

• 음주량 줄이기

어떤 방법을 써도 알코올을 처리하지 않고는 수면 문제 해결이 어렵다. 혈당 변화 때문에 잠에서 깨거나 최소한 수면이 불안정해진다.

다음 장에서는

다이어트 업계는 여전히 저칼로리 식단을 고집한다. 고객이 열심히 해도 살이 안 빠진다고 하면 "그럼 더 적게 드세요"라고 말한다. 고객이 술과 야식을 즐겼을 수도 있지만, 수년간의 상담을 통해 근본적인 원인은 바로 수면 부족과 과도한 스트레스라는 사실을 알게 됐다. 수면과 스트레스는 떼려야 뗄 수 없는 관계이기 때문이다.
수면의 질을 높이는 다양한 방법을 알아봤으니 이제 스트레스를 파헤쳐 보자.

METABOLISM MAKEOVER

CHAPTER 6

스트레스를 내 편으로 만드는 방법

매일 스트레스받는 삶은
정상일까?

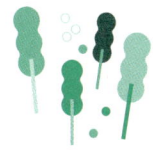

나는 임신, 출산, 이혼 이 모든 일을 단 18개월 만에 다 겪었다. 생계는 오롯이 내 몫이어서, 수시로 침수되는 애틀랜타의 좁은 아파트에서 막대한 빚을 떠안은 채 사업을 키우려고 발버둥 쳤다. 잠은 거의 못 잤고, 제대로 된 식사 대신 술만 마셔댔다.

이내 술을 끊고 건강 관리도 시작했지만, 성공에 집착하며 나를 몰아붙이다 결국 1년 후 침대에서 일어날 기운조차 없는 상태에 이르렀다. 정말 침대에서 일어나지 못해 두 살배기 딸을 돌봐달라고 도움을 요청해야 했던 순간, 나 자신을 대하는 태도를 근본적으로 바꾸겠다고 결심했다.

6장은 내 경험담으로, 더욱 간절하고 진솔한 마음을 담았다. 이 책을 읽고 있는 당신이 심각한 스트레스를 겪고 있어도, 늘 불안해도, 일에 중독되어 있어도, 만성적인 영양 결핍에 시달려도, 혹은 이 모든 고통을 동시에 겪고 있어도, 말해주고 싶다. 괜찮다고, 바꿀 수 있다고. 현대인이라면 누구나 수면 부족에 시달리고 카페인에 의존하며 공황 발작을 겪는다는 생각에 빠져 있다면, 밑바닥을 치고 있던 내게 가장 친한 친구가 해준 말을 들려주고 싶다. "그런 삶은 멋있지도, 존경스럽지도 않아. 흔할 뿐이지, 절대 정상은 아니야."

이 장은 스트레스 관리 팁 모음이 아니다. 스트레스가 신진대사를 어떻게 망가뜨리는지 이해하고, 스스로 이를 막아낼 수 있도록 힘을 키울 수 있도록 도움이 될 만한 내용을 담았다.

건강한 스트레스, 나쁜 스트레스

처음 스트레스라는 용어를 만든 생리학자 한스 셀리에는 '신체에 가해지는 모든 요구에 대한 비특이적 반응'이 스트레스라고 했다. 심리학자 리처드 라자루스는 좀 더 구체적으로 '생물학적 요구나 정신적 부담, 혹은 둘 모두가 개인의 적응 능력을 초과하거나 압도하는 상황'이라고 정의했다. 쉽게 말하자면, 몸이나 마음에 부담을 주는 모든 것이 스트레스다.

여기에서는 다양한 신체적, 정신적 스트레스 유형을 다루지만, 그에 앞서 모든 스트레스가 나쁜 것은 아니라는 점을 짚고 넘어가자. 3분간의 냉수 목욕, 신나게 롤러코스터 타기, 100m 전력 질주 같은 적당한 자극은 건강한 스트레스다. 적절한 자극을 꾸준히 경험하면 나쁜 스트레스에 대한 저항력과 회복력이 향상된다. 반면 같은 활동이라도 30분간의 냉수 목욕, 멈추지 않는 롤러코스터, 100m 전력 질주 50번 반복하기처럼 신체에 부담을 주는 과도한 자극은 나쁜 스트레스인 것이다.

2022년 미국 심리학회American Psychological Association의 스트레스 실태 조사에 따르면, 현대인을 괴롭히는 주요 스트레스 요인은 경제적 문제, 인간관계, 사별, 실직, 불안정한 국제 정세, 육아 등이다. 당신의 스트레스 요인도 이와 겹치는 부분이 있을 것이다.

정신은 각각의 스트레스 요인을 신체와 정신으로 구분하여 인식하지만, 몸은 영양 부족, 과도한 운동, 염증, 자가 면역 질환과 같은 신체적 요인을 불확실한 미래에 대한 걱정, 인간관계의 어려움과 같은 정신적 스트레스 요인과 동일하게 받아들인다.

스트레스 없는 삶을 원하지 않는 사람이 있을까? 스트레스가 줄어들면 삶의 질은 물론, 신진대사 건강에도 긍정적 변화가 생긴다. 우리는 이 부분에 초점을 맞춰야 한다. 스트레스의 영향은 막대해서 식단, 운동 습관, 수면, 장 건강, 마음가짐 등 신진대사 생태계의 다른 모든 요소도 스트레스라는 큰 틀 안에서 관리해야 한다.

체중 증가나 체중 감량 저항성 역시 스트레스와 밀접한 관련이 있다. 퇴근길의 극심한 교통 체증이나 반려동물의 갑작스러운 부상과 같은 급성 스트레스를 받으면, 일시적으로 안정감을 찾기 위해 도파민 분비를 유도하는 떡볶이나 아이스크림같이 자극적인 음식을 찾게 되고, 직장 상사와의 마찰이나 과도한 업무에 시달리는 만성 스트레스를 받으면 우리 몸의 스트레스 관리 호르몬 체계 자체가 망가진다. 결국 힘든 하루 끝의 보상성 과식과 망가진 신진대사 생태계는 우리 허리둘레에 치명적이다.

스트레스와 신체 반응

스트레스를 받으면 우리 몸에서 어떤 일이 일어날까? 격렬한 스피닝 수업 같은 신체적 스트레스나 배우자와의 말다툼 같은 정신적 스트레스를 받으면 이 정보가 기억, 의사 결정, 감정 조절에 관여하는 편도체로 전달된다. 스트레스를 감지한 편도체는 뇌의 지휘부라고 할 수 있는 시상하부에 경고 신호를 보내고, 시상하부는 부신에 아드레날린 생성 지시를 내린다. 그러면 몸은 경계 태세가 되어 심박수가 증가하고 집중력이 향상되며 저장해 둔 혈당과 지방을 에너지로 사용한다. 이후 초기 아드레날린의 급격한 분비가 진정되면 시상하부는 두 번째 스트레스 대응 단계를 활성화하여 코르티솔을 분비한다. 스트레스 요인이 사라지면 코르티솔 수치가 낮아지며 정상 범위로 회복된다. 스트레스에 대한 자연스러운 신체 반응이다.

문제는 스트레스가 만성화될 때 발생한다. 지속적인 경제적 어려움, 일주일 내내 이어지는 과도한 운동, 쉴 틈 없이 바쁜 일정, 만성 염증, 자가면역 질환, 주변의 부담스러운 기대, 관리 안 되는 혈당 등 원인을 말하자면 끝이 없다. 만성 스트레스는 우리 몸의 스트레스 대응 체계가 항상 활성화된 상태라는 뜻이다.

이런 상태에서 코르티솔과 아드레날린 수치는 상승과 하락을 반복하지 않고 계속 높은 상태를 유지하게 된다. 이는 혈관 손상, 심장 마비 및 뇌졸중 위험 증가, 고혈당, 인슐린 저항성, 호르몬 불균형, 복부 지방 증가, 장내 미생물 불균형, 식욕 증가 등을 유발한다.

스트레스 요인부터
줄여라

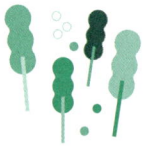

스트레스 요인 파악하기

세상에는 너무 많은 스트레스 요인이 있다. 하지만 행복하게 살기 위해 모든 스트레스 요인을 제거할 필요는 없다. 우리 몸은 갑작스러운 스트레스에 대처할 수 있도록 만들어졌으니, 신진대사 불균형을 초래하는 만성 스트레스를 줄이는 데 집중하면 된다.

먼저 신체적·정신적 스트레스를 초래하는 대표 요인들을 살펴보자. 부신이 과도한 코르티솔을 분비하게 만드는 요인들이다.

신체적 스트레스 요인	정신적 스트레스 요인
• 수면 부족 • 만성 감염 • 염증 • 자가면역질환 • 환경 오염 • 영양 부족 • 공복 운동 • 초 저탄수화물 식단 • 간헐적 단식 • 카페인 • 고혈당 • 장 투과성 증가, 장 누수 증후군 • 식품 불내성	• 경제적 어려움 • 부부 갈등 • 교통 체증 • 세무 조사 • 심리적 경계 침범 • 성공, 일에 대한 집착 • 부정적 자기 대화 • 트라우마 • 뉴스 시청 • 시도 때도 없이 울리는 스마트폰 알림 • 일어나지 않은 일에 대한 걱정 • 사소한 일에 대한 걱정 • 육아

부부간의 갈등을 해결하고, 생산적인 활동을 이어가며, 아이를 키우고 커피 한 잔을 즐기는 일이 일상의 자연스러운 한 부분이듯, 스트레스 또한 우리가 마주하고 극복해야 하는 일상이다. 그렇기에 모든 사람에게는 스트레스를 극복할 수 있는 강력한 힘이 있다.

스트레스 관리 능력을 양동이라고 생각해 보자. 사람들은 항상 양동이를 들고 다니며 거기에 스트레스 요인을 담는다. 그런데 계속해서 담기만 하면 어떻게 될까? 어느 정도까지는 괜찮겠지만, 계속 괜찮을 수는 없다. 양동이가 무거워질수록 걸음도 느려지고, 팔도 아파서, 두 손으로 들고 버티게 된다. 양동이를 드는 것만으로도 벅차 다른 일을 제대로 돌볼 여유가 없어진다. 그러다가 결국 양동이가 넘치기 시작하며 감당할 수 없는 지경에 이른다.

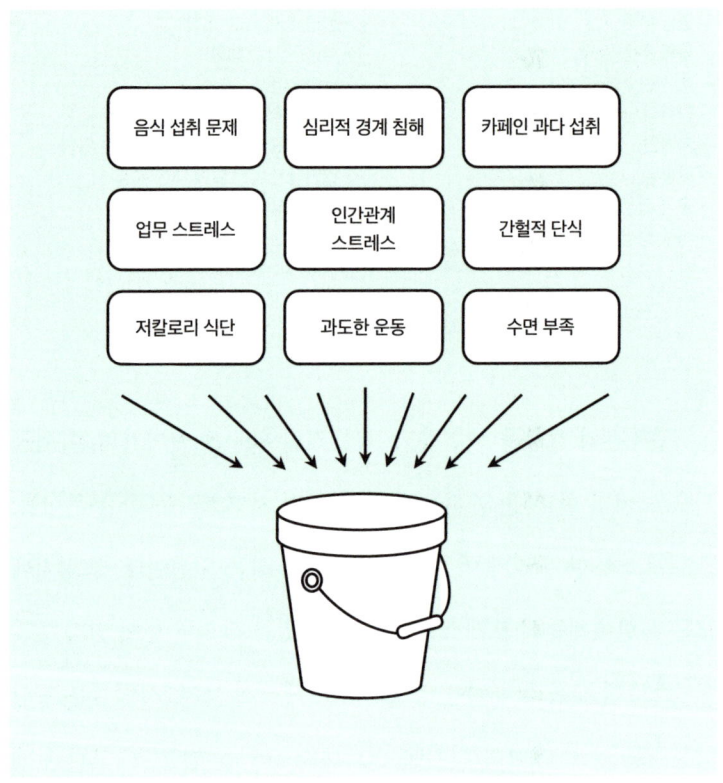

스트레스 양동이 관리하기

어떻게 해야 양동이가 넘치지 않도록 관리할 수 있을까?

방법 1 양동이에서 불필요한 스트레스 요인을 제거한다.
방법 2 피할 수 없는 스트레스 요인은 관리한다.

어떤 스트레스 요인이 자신에게 영향을 미치고 있는지 파악했으면, 현재 자신의 스트레스 정도를 평가해야 한다. 앞서 제시한 신체적, 정신적 스트레스 요인 목록 중 자신에게 해당하는 것을 적어보자. 목록에 없으면 추가로 적어도 된다. 당신이 나열한 스트레스 요인이 현재 당신의 양동이 무게다.

다음으로 당장 해결하기 쉬운 불필요한 요인을 파악해서 제거한다. 예를 들면 다음과 같다.

- 7시간 미만의 수면
- 7시간도 못 잔 채로 운동하기
- 하루 50g 미만의 탄수화물 섭취

- 무리한 운동
- 잦은 장시간 유산소 운동
- 16시간 이상의 간헐적 단식
- 심리적 경계 침범
- 해로운 인간관계
- 하기 싫은 집안일
- 불만족스러운 연애
- 뉴스 시청
- 자극적이고 비관적인 뉴스 찾아보기
- 휴대전화 알림

말처럼 쉽지 않겠지만, 불필요한 요인은 제거하고 나머지는 다른 방식으로 풀어내는 과정은 스트레스가 빠르게 완화되는 좋은 방법이다. 구체적인 방법은 이 장의 후반부에서 설명하겠다.

가령, 당신이 바쁜 회계사라고 생각해 보자. 주 60시간 이상 고된 회계 업무를 하며 거의 매일 6시간 정도 잔다. 오전 6시에 일어나서 7시에 출근한다. 간헐적 단식 중이라 정오까지는 아무것도 먹지 않는다. 점심을 주문해서 제대로 챙겨 먹고 싶은 마음은 있지만 바빠서 오후 내내 간식을 먹으며 버틴다. 매일 저녁 7시쯤 퇴근해서 허기진 배를 간식과 와인 한두 잔으로 채우며 저녁 식사를 준비한다. 식사 후 다시 밤 11시까지 추가 업무를 처리하고 잠자리에 누워 SNS를 살피다 자정 무렵에 잠든다.

너무 피곤한 삶이다. 스트레스 요인들을 하나씩 분석해 보자!

- 수면 부족
- 업무 가중
- 과도한 근무시간
- 단식
- 영양 부족
- 불규칙한 간식 섭취
- 저녁에 와인 섭취
- 저녁에 과도한 블루 라이트 노출
- SNS로 시간 보내기
- 늦은 취침 시간

어떤 부분을, 어떻게 바꾸면 될까? 내일 당장 직장을 그만두기는 어렵지만, 취침 시간을 밤 11시로 앞당겨 수면 시간을 1시간 더 늘릴 수는 있다. 간헐적 단식과 하루 종일 영양분이 부족한 간식으로 버티지 않도록, 일요일에 일주일 치 아침과 점심 식사를 미리 준비해 둘 수도 있다. 또한 숙면을 방해하는 술은 주말에만 마시고, 시간 가는 줄 모르고 SNS를 보지 않도록 10분 타이머를 설정해 두면 된다. 업무 조정도 중요한 부분이다. 담당자와 상의하여 되도록 야근을 줄여보자. 이런 변화만으로도 즉시 스트레스 양동이가 가벼워지며 혈당 수치, 활력, 업무 능력에도 긍정적인 변화가 발생한다.

    이 과정은 일회성으로 끝나지 않는다. 매달 또는 매주 스트레스 상황을 점검할 필요가 있다. 규칙적으로 식사하고 알코올 섭취를 줄이고 일찍 잠자리에 드는 습관을 들이면 해로운 인간관계를 정리하거나 이메일 알림을 끄는 등 다른 요인들도 해결할 수 있다.

    그런데 제거할 수 없는 스트레스 요인들은 어떻게 해야 할까? 부부 갈등이나 경제적 문제는 하루아침에 뚝딱 해결되지 않는다. 또한 우리가 통제할 수 없는 누군가의 죽음, 출퇴근길 교통 체증, 신생아 돌보기 같은 스트레스는 평범한 삶의 일부다.

스트레스와 공존하며 살아가기

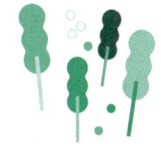

 만약 지금 당장 너무 심한 스트레스에 시달리고 있다면, 지금부터는 더욱 집중해야 한다. 장기적인 해결책을 원한다면, 스트레스 양동이를 더 크게 만들자. 피할 수 없는 스트레스를 관리하는 방법을 배우면 된다. 검색만 해도 다양한 스트레스 관리법이 나온다. 이 중 실제 고객들에게 가장 효과적이었던 방법 3가지를 소개하겠다.

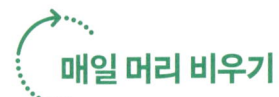
매일 머리 비우기

변비에 걸려 본 적이 있나? 너무 오래 참으면 결국 병원에 가게 된다. 우리 몸은 매일 불필요한 노폐물은 자연스럽게 배출한다. 하지만 정작 마음속 노폐물을 배출할 방법은 고민하지 않는다.

머리 비우기의 핵심은 매일 자유롭게 글을 쓰는 것이다. 일기나 일정을 적는 것과는 다르다. 글을 정리하지 않아도 되고 알아보기 힘들어도 괜찮다. 그저 솔직한 감정을 담기만 하면 된다. 작가들이 슬럼프에 빠지거나 창의적인 아이디어가 필요할 때 자주 활용하는 방법이지만, 작가가 아닌 사람들에게도 효과적이다. 목표는 머릿속을 가득 채운 온갖 생각을 비워내서, 새롭고 더 나은 생각이 떠오를 공간을 마련하는 것이다.

다음은 실제로 이 방법을 실천한 고객들이 나에게 한 말이다.

"이 활동 덕분에 불안감을 잠재우고, 제가 진정으로 원하는 것에 집중할 수 있었어요."

"잠자리에 들기 전에 하니 더 효과적이었어요. 하루 동안 쌓인 감정을 비워내니 훨씬 더 편안하게 잠들게 되더라고요."

간단하지만 꾸준히 실천하면 삶을 변화시킬 수 있다. 우선 노트나 다이어리, 펜 등의 필기구를 준비한다. 10분 타이머를 설정한 뒤, 의식의 흐름에 따라 머릿속에 떠오르는 생각을 적기만 하면 된다. 정리되지 않은 글이 불편하면 종이를 보지 말고, 쓰는 데만 집중하자. 다시 한번 강조하지만, 글을 잘 쓰려고 노력하면 안 된다. 의식과 생각의 흐름대로 써 내려가야 한다. 글이 혼란스럽고 논리적이지 않아도 괜찮다. 바보 같은 생각도 떠오르는 대로 적어대자. 어차피 아무도 안 본다!

지금 내가 뭘 쓰고 있는 거지. 모르겠다. 멍청하네. 이걸 왜 하는 거야. 메건은 제정신이 아니야. 지금 너무 짜증 나. 솔직히 이거 하는 시간도 아깝네. 그냥 확 사표를 던져 버릴까.

아무래도 괜찮다. 이 활동은 생각을 비우는 동시에 마음도 비우는 중요한 연습이다. 매일 무엇을 써야 할지 고민하는 일이 있어선 안 된다. 아무런 기대도 부담도 없이 펜을 종이 위에서 움직여라! 되도록 매일! 적어도 일주일에 세 번은 이 활동을 해보자.

관점 전환하기

 2020년 6월, 나는 신생아를 홀로 키우는 싱글맘이 되었다. 코로나로 인해 경제적으로 어려운 상황이었고, 앞날이 막막하기만 했다. 그러던 중, 친구가 한 팟캐스트를 추천해 줬다. 내 인생을 영원히 바꿔놓은 브룩 카스티요의 「라이프 코치 스쿨」이었다. 카스티요는 '사고 모델The Model'을 통해 생각이 감정을 만들고, 감정이 행동을 부추기며, 행동이 결과를 만든다고 설명했다. 이 개념의 핵심은, 우리가 겪는 고통의 본질이 '상황'이 아니라 '생각'에 있다는 것이었다.

 이 가르침은 내게 깊은 울림을 주었다. 나는 그제야 내 인생이 막장 드라마 같다고 느꼈던 이유가 실제 상황이 아니라, 그 상황을 받아들이는 내 생각 때문이었다는 사실을 깨닫게 되었다. 카스티요는 내 머릿속에서 무슨 일이 벌어지든지 '법정에서 입증할 수 있는 사실'만이 상황이며, 그 외의 모든 것은 '생각'일 뿐이라고 말했다. 그리고 생각은 우리가 얼마든지 바꿀 수 있다고 강조했다.

 나는 이 원리를 바탕으로 사고 모델을 단순화했다. 이 모델을 삶에 어떻게 작용했는지 나의 실제 경험담으로 설명하겠다.

생각: 이번 주에는 약속이 너무 많아. 책 완성은 물 건너갔어!

이 생각은 내 몸에 자연스럽게 스트레스 반응을 일으킨다. 불안과 부담감이 밀려오고, 싱글맘이라는 내 처지가 원망스러워진다. 아드레날린과 코르티솔이 솟구치는 게 느껴질 정도였다. 하지만 다행히도, 나는 이미 관점 전환이 습관화되어 있었다. 그리고 책 완성이 어렵다는 것은 생각일 뿐 상황이 아니라는 것을 깨달았다.

관점 전환: 회계사와의 미팅은 세금을 절약해 주고, 재무 설계사와의 상담은 은퇴 준비에 도움이 된다. 녹음하기로 한 팟캐스트는 더 많은 사람에게 내 생각을 알릴 기회다. 바쁜 일정은 신나게 성장 중이라는 증거다.

기분이 좋아질 수밖에 없는 방법이다! 예시를 더 들어보자.

생각: 나 살찐 것 같아.
관점 전환: 오늘은 옷이 좀 불편하네.

생각: 빨래하기 싫다.
관점 전환: 빨래하는 동안 엄마한테 전화해서 안부를 물을 수 있겠네.

생각: 난 절대 살을 못 뺄 거야.

관점 전환: 살면서 불가능해 보이던 일들을 얼마나 많이 해냈는데! 이것도 마찬가지야.

내 말을 무조건 믿으라고 하지 않겠다. 직접 확인해 보면 된다! 먼저, 당신의 삶을 힘들게 하는 스트레스 3가지를 떠오르는 대로 종이에 적어보자. 경제적인 문제처럼 큰 고민일 수도 있고, 당장 오늘 밤 가족을 위해 저녁을 차릴 기운이 없다는 소소한 걱정일 수도 있다. 다 적었으면 이제 관점을 전환할 차례다!

이 관리법을 연습할 때는, 관점 전환 후의 생각을 적거나 읽으며 일어나는 신체적·감정적 변화를 세심하게 느끼는 것이 매우 중요하다. 그 마법 같은 변화가 이 관리법을 추천하는 이유다. 매일 아침이나 저녁에 한두 가지 생각을 적고 관점 전환을 연습해 보자. 반복하다 보면, 어느 순간 저절로 관점 전환이 이뤄지는 경험을 하게 된다.

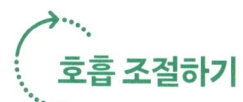
호흡 조절하기

호흡법은 전통적으로 수천 년 동안 중국, 일본, 인도 등에서 전통적으로 치료와 영적인 깨달음을 얻는 방식으로 활용되었다. 의도적으로 호흡을 조절하는 모든 기술을 호흡법이라고 하는데, 정신적, 신체적 이완 효과가 있어 스트레스 완화에도 널리 사용된다.

미국 애리조나 대학교의 연구진은 참가자들에게 스트레스 관리를 위해 호흡법 또는 관점 전환 같은 전통적인 인지 전략 중 하나를 선택하도록 했다. 그 결과, 스트레스 완화와 감정 조절에 있어 호흡법을 선택한 사람들이 단기적으로 가장 큰 효과를 보였으며, 3개월이 지난 후에는 그 효과가 더욱 두드러졌다. 그런데, 스트레스 수준을 객관적으로 측정할 수 있을까? 연구진이 호흡과 심박수를 측정하는 동안, 참가자들은 압박감이 심한 상황을 경험했다. 호흡법을 연습한 그룹은 안정적인 호흡과 심박수를 유지했으나, 다른 관리법을 선택한 그룹은 변동 폭이 매우 컸다. 이를 통해 연구진은 불안한 상황에서 호흡법이 일종의 완충 작용을 한다고 결론을 내렸다.

그런데 단순히 호흡에 집중하는 행위가 왜 더 효과적일까? 스트레스를 받으면 뇌에서 합리적인 의사 결정을 담당하는 전두엽 피질이 손상된다. 단순히 사고를 전환하는 것만으로는 감정을 바꾸라고 몸을 설득하기가 어려워진다. 이와 달리 호흡법은 신체를 이완 상태로 바꾸는 생리적 변화를 일으킨다. 호흡 조절은 심박수를 낮춰 진정 상태 유지를 담당하는 부교감 신경계를 활성화한다. 즉, 호흡 조절로 몸이 진정되고 상황에 대한 이성적인 판단도 가능해진다.

나는 호흡법을 '능동적인 명상'이라고 생각한다. 가만히 앉아서 머릿속을 비우기 어려운 사람들에게 호흡법은 좋은 대안이다. 호흡에 집중하기만 해도 마음이 차분해지기 때문이다.

호흡법으로 스트레스 관리를 시작하려면 스마트폰에 알람을 설정해 매일 꾸준히 해야 효과적이다. 숫자 넷까지 세면서 천천히 깊게 숨을 들이마신 뒤 다시 넷까지 세면서 천천히 내쉰다. 이 과정을 여러 번 반복하면 된다. 이 알람으로 매일 현재와 순간에 집중하는 능력이 향상된다. 우리 걱정의 대부분은 현재가 아닌 과거의 경험이나 불안한 미래에서 비롯된 것이다. 호흡으로 현재에 집중하는 연습을 하다 보면, 점차 더 깊이 있는 호흡법을 실천할 수 있게 된다. 다양한 방식이 있으니 자신에게 맞는 방식을 찾아보길 바란다.

개인적으로는 신경계를 안정시키고 사고를 명확하게 하며 창의력 향상에 도움이 되는 '간헐적 저산소 훈련Intermittent hypoxia Training, IHT' 방식이 가장 효과적이었다. 이 호흡법은 숨을 참는 방식으로, 체내 이산화탄소 농도를 높여 낮은 산소량에 적응하도록 돕는 동시에 산화 스트레스를 방지하는 효과가 있다. 신체에 의도적으로 안전한 수준의 스트레스를 주며 차분함을 유지하는 연습을 하면, 실제 삶에서의 스트레스 처리 능력이 향상된다.

내가 매일 실천하는 간헐적 저산소 훈련 방법은 대표적으로 소마 호흡SOMA Breath과 윔 호프 호흡법Wim Hof Method이 있다. 유튜브를 따라 이 2가지 방법을 직접 경험해 보고, 그날의 기분에 맞게 번갈아 시도해 보는 것도 좋다. 호흡법은 매일 실천하면 가장 효과적이지만, 일주일에 몇 번만 해도 효과를 느낄 수 있다.

🌡 30초 핵심 요약

삶의 모든 상황을 통제할 수는 없지만, 그 상황을 바라보는 방식은 얼마든지 통제할 수 있다. 이번 장에서 우리는 스트레스의 무게를 덜어내는 방법과 현재 겪고 있는 스트레스를 효과적으로 다루는 방법을 배웠다.

- 스트레스는 체중 감량의 주요 원인이다. 여기에는 과도한 운동이나 영양 부족 같은 신체적 스트레스, 부부 갈등이나 경제적 문제 같은 정신적 스트레스, 만성질환이나 자가면역질환 같은 내부 스트레스가 포함된다.
- 카페인 과다 섭취, 무리한 운동, 12시간 이상의 단식과 같이 조절할 수 있는 스트레스 요인부터 개선하여 부담을 줄이자.
- 자유로운 글쓰기, 사고 전환, 호흡법 등을 장기적으로 실천하여 스트레스 관리법을 습관화하고 스트레스 대응 능력을 키우자.

🔥 다음 장에서는

혈당 조절, 근육, 일상 활동, 수면, 스트레스를 개선하면, 당신도 바로 신체의 변화를 느끼게 될 것이다. 이제 신진대사 생태계의 마지막 요소인 장 건강에 대해 배우며, 복잡한 문제인 '염증'을 해결해야 한다. 염증은 체중 감량 저항의 주요 원인이지만, 많은 사람이 자기 몸속에 염증이 있다는 사실조차 인식하지 못하고 있다.

METABOLISM  MAKEOVER

METABOLISM MAKEOVER

CHAPTER 7

장이 건강해야
온몸이 살아난다

장내 미생물이 내 몸을 좌우한다

    신진대사를 이해하려면 염증을 알아야 하고, 염증을 이해하려면 장 또는 위장이라고 부르는 소화 기관을 알아야 한다.

    신진대사 생태계를 완성하는 여섯 번째이자 마지막 기둥은 장 건강이다. 7장에서는 장 건강이 신진대사에 미치는 영향과 장 건강 관리법을 중심으로 다룰 것이다.

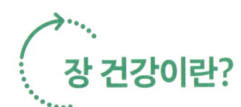
장 건강이란?

장에 서식하는 박테리아의 균형과 기능이 정상적으로 유지되는 상태를 건강한 장이라고 한다. 이 장에서 사용하는 박테리아, 미생물, 또는 미생물군이라는 용어는, 표현만 다를 뿐 의미는 동일하다. 쉽게 말해 입부터 항문까지 이어지는 소화 기관 곳곳에 살고 있는 미세한 생명체들을 표현하는 용어들이다.

우리 몸에 박테리아가 득실거린다는 사실에 좀 찜찜할 수도 있지만, 소화, 뇌와 신체의 스트레스 대응 방식, 면역 체계, 염증까지 건강의 전반에 막대한 영향을 미치는 중요한 존재들이다. 소화 기관은 외부 세계와 신체의 내부 세계가 만나는 곳으로, 우리가 먹는 모든 음식은 장내 미생물을 거쳐간다. 미생물과 음식이 상호작용을 하는 과정에서 분해, 대사, 흡수, 활용, 배출이 일어난다. 하지만 소화 기관은 단순히 영양분을 공급하는 통로 역할만 하지 않는다. 면역 체계의 75~80%를 조절하고, 신진대사를 통제하며, 장기 및 뇌와 소통하는 화학물질을 생성한다.

장 염증이 온몸으로 퍼지는 과정

과학자들이 이 복잡한 체계를 연구할수록, 장내 미생물군이 체중 관리 능력뿐 아니라 신체의 거의 모든 영역에 영향을 미친다는 사실이 더 분명해지고 있다. 대부분의 신체 유지 체계가 소화 기관에 의존하는 만큼, 장 건강에 문제가 생기면 다른 신체 기능에도 영향을 미치기 쉽다.

이런 문제의 주범이 바로 염증이다. 염증은 세균 감염이나 부상 등 건강을 위협하는 요소로부터 몸을 보호하는 중요한 면역 반응이다. 면역 세포가 감염된 부위로 이동해 치료하는 과정에서 염증 반응이 발생하는데, 치료가 제대로 이뤄지지 않아 염증이 계속 남아 있거나 반복적으로 발생하면, 만성 피로, 만성 통증, 우울증, 불안, 면역력 저하, 소화 문제, 체중 감량 저항 등의 문제를 유발한다.

이런 장 염증의 주요 원인은 '나쁜' 박테리아의 과도한 증식이다. 염증이 발생하는 위장 내벽은 영양분을 흡수하고 불필요한 물질을 배출하는 중요한 여과 장치다. 그러나 염증이 계속 반복되면 내벽이 손상되고 투과성이 높아지게 된다. 이런 상태가 계속되면 내벽이 장과 다른 신체 기관 사이의 방어벽 구실을 하지 못하게 되어 독소, 박테리아, 부분적으로 소화된 음식 입자 등이 혈류로 유입되는 일명 '장 누수 증후군'에 걸리게 된다. 그러면 다시 불순물을 제거하기 위한 또 다른 염증 반응을 일으키고, 결국 온몸에 염증이 퍼지는 악순환이 시작된다. 신체가 끊임없이 염증 대응에 집중하게 되면서 지방 연소는 우선순위에서 밀려나게 된다. 이런 상태가 지속되면 체중 감량은 불가능하다.

하지만 문제는 체중만이 아니다. 전 세계에서 5명 중 3명이 뇌졸중, 심장병, 암, 비만, 호흡기 질환, 당뇨병과 같은 만성 염증성 질환으로 사망한다. 장의 염증은 정신 건강에도 악영향을 미친다. 감정, 수면, 소화에 중요한 호르몬인 세로토닌의 95%가 장에서 생성된다. 장 건강이 나빠지면 세로토닌이 적게 나와서 수면과 감정 조절, 장 운동성이 저하된다. 염증이 몸이 내는 세금이라면 만성 염증은 세무 조사라고 할 수 있다. 엄청난 스트레스 요인으로 반드시 제거해야 한다.

글루텐 과민증이 있는데도 '맛있어서' 혹은 '못 참아서' 빵을 먹는 사람을 예로 들어보겠다. 빵을 위협 요인으로 인식한 신체는 소화 기관의 백혈구를 손상 부위로 최대한 많이 이동시키려고 혈관을 확장시켜 장 투과성을 높인다. 손가락을 베였을 때와 같은 염증 반응이 일어나는 것이다.

문제가 되는 음식을 섭취한 후 12~15시간 이내에 면역 활동이 멈추고 장은 치유 과정을 시작하는데, 몇 달이 걸릴 때도 있다. 이는 문제 음식을 더 이상 먹지 않는 경우에만 해당되며 계속 섭취하면 염증 반응이 반복되고 결국 내벽이 망가진다. 그런데 장 염증이 꼭 음식 불내증 때문에만 생기는 것은 아니다. 사실 음식 불내증은 그저 장내 미생물 불균형의 증상일 때가 많으니 말이다!

장내 미생물 불균형 및 염증을 일으키는 요인과 장내 염증이 유발하는 주요 증상을 살펴보자.

장내 염증 요인	장내 염증 증상
• 바이러스, 박테리아, 곰팡이, 기생충으로 인한 만성 감염 • 만성 스트레스 • 환경 오염 물질 • 저산증(위산 부족) • 호르몬 피임약, 비스테로이드성 항염증제(NSAID), 위산 분비 억제제(PPI)와 같은 약물 • 신경계 장애 • 수면 부족 • 가공식품 • 항생제 반복 사용	• 불안 또는 우울증 • 여드름, 건선, 습진, 발진 • 주의력 결핍 과잉 행동 장애(ADHD) • 자가 면역 질환 • 구취 • 설사, 변비, 속 쓰림, • 소화불량과 같은 소화 문제 • 피로, 두통 • 음식 불내증, 민감증 • 복부 팽만감, 가스 축적 • 심장 질환 • 관절 및 근육 통증 • 계절성 알레르기 • 수면 장애 • 체중 감량 저항 또는 체중 증가

미생물군 관리하기

각자가 추구하는 목표는 다를 수 있다. 체중 감량, 건강해지기, 오래 살기 혹은 이 모든 것을 다 이루고 싶을 수도 있다. 하지만 어떤 목표든 가장 먼저 챙겨야 할 것이 '장 건강'이다.

내가 소개할 방법들을 실천했을 때 가장 자주 나타나는 긍정적인 변화는 소화 기능이 개선되고, 복부 팽만감이 없어지고, 피부 상태가 좋아지는 것이다.

먼저 장내 염증이나 미생물 불균형이 의심될 때 가정에서 시도해 볼 수 있는 회복 방법부터 살펴보자. 우선, 영양소가 풍부한 고품질 단백질, 건강한 지방, 섬유질이 풍부한 탄수화물을 섭취해 혈당을 안정적으로 유지하고, 물도 충분히 마시고, 전해질도 보충해야 한다. 또한 무리한 운동은 피하고 매일 적당히 몸을 움직이며 푹 자야 한다. 스트레스 관리도 빼놓을 수 없다.

이런 노력을 4개월간 지속해도 증상이 개선되지 않는다면, 장내 미생물 검사를 비롯한 추가적인 임상 검사를 통해 원인을 찾아야 한다. 이때는 관련 분야 전문가나 의사와의 상담이 필요하다.

우리의 생활 방식에 따라 미생물의 상태가 달라지고, 미생물의 상태에 따라 우리 삶이 달라진다. 즉, 미생물의 상태는 계속 바뀌니, 꾸준한 스트레스 관리와 균형 잡힌 영양 섭취만으로도 많은 장 문제가 개선된다. 장 건강을 회복하는 방법은 매우 다양하니 자신에게 맞는 방식을 찾아 문제를 해결하면 된다.

다음은 장 건강 관리의 핵심 단계다.

제거: 미생물 환경의 불균형을 초래하는 요인 없애기

회복: 이미 발생한 손상 복구하기

섭취: 건강한 장 환경을 위한 필수 영양소 공급하기

BEFORE&AFTER

미셸은 나와 상담 후 몇 주간 매끼 PHFF 식단을 먹었고, 일주일에 3~4회 근력 운동을 하고 숙면했다. 몸 상태가 전반적으로 좋아지는 느낌은 들었지만, 체중에는 변화가 없어 답답해했다. 특히 복부 팽만감이 나아지지 않았는데, 오후 2시부터 시작되어 자기 전에는 마치 임신 6개월 차처럼 배가 불러오는 느낌이 든다고 했다. 나는 미셸의 식단을 자세히 살펴보다가, 점심에 항상 피망을 먹고 있다는 점을 발견했다. 그래서 2주간 피망을 식단에서 제외하도록 했다. 그러자 3kg이 빠졌다. 알고 보니 미셸은 고추, 토마토, 가지 같은 가짓과 채소에 불내성이 있었고, 해당 식품을 제외한 새로운 식단을 만들어 장 건강 회복 프로그램을 시작했다. 몇 달 후 약 7kg 감량에 성공했다.

장 건강
관리 3단계

　가공식품 섭취를 줄이고 자연식품 위주로 식단을 구성하자. 그래야 할 이유는 많지만 간단히 말하자면, 장내 미생물은 채소, 과일, 육류 등 음식을 자연 그대로의 상태로 소화하도록 진화했기 때문이다. 따라서 냉동 치킨너깃이나 시리얼 같은 가공식품은 미생물에 부정적인 영향을 미친다. 이 장에서는 특별히 주의해야 할 식품들을 살펴보겠다. 이어서 장 건강을 관리하기 위한 3단계를 소개하겠다. 각 단계에서 특별히 주의해야 할 식품들을 살펴보자.

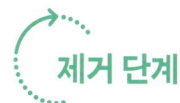 **제거 단계**

가공식품에는 몸에 해로운 여러 성분이 첨가되는데, 가장 흔히 사용되는 것부터 줄여보자. 냉동식품과 보관 중인 식품의 성분을 확인하고 카놀라유, 면실유, 해바라기씨유, 홍화씨유, 옥수수유, 대두유 등 염증을 유발하는 식물성 기름이 들어간 제품을 코코넛 오일, 아보카도 오일, 지속 가능 팜유로 천천히 바꿔보자. 또한, 고과당 옥수수 시럽, 분리 대두 단백질, 탈지 대두 분말은 물론, 인공 감미료, 인공 향료, 인공 색소가 첨가된 식품도 피하도록 한다. 알코올 역시 미생물에 부정적인 영향을 끼친다고 밝혀졌다.

하지만 완벽할 필요는 없다. 중요한 것은 인식을 개선하고 가능한 부분부터 건강하게 바꿔 가는 것이다. 식단을 바꿔도 장 건강이 나아지지 않거나 오히려 나빠진다면 특정 식품에 불내성 또는 민감증이 있거나 해당 식품에 필요한 분해 효소가 부족한 경우가 많다. 장이 이미 손상된 상태에서는 어떤 식품에도 쉽게 염증이 생기지만, 특히 소화가 어려운 생채소, 치아시드, 견과류, 달걀이 자주 문제를 일으킨다. 이런 식품을 미리 제거해야 회복에 집중할 수 있으니, '회복 단계'를 참고하여 대체 식품으로 식단을 조정해 두자.

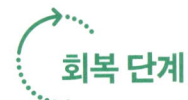
회복 단계

장 건강을 해치는 요인을 제거했다면 반드시 이미 생긴 손상을 회복해야 한다. 다음은 항생제 복용 후나 설사, 식중독 등을 겪은 후 장 기능을 회복하는 데 유용한 방법들이다.

- **글루타민:** 하루 3g, 식사 사이에 섭취
- **사골 육수 또는 분말:** 하루 1~2컵, 분말은 1회 제공량 섭취
- **젤라틴:** 하루 1회 제공량 섭취
- **수면:** 7시간 이상 숙면

소화 과정이 원활하게 이뤄지지 않으면 삶의 질을 떨어지니 반드시 해결하자. 소화불량의 대표적인 증상은 속 쓰림, 복통, 복부 팽만감이다. 식품 불내성 때문일 수도 있지만, 위산과 효소가 부족해서 소화가 안 되기도 한다. 집에서 간단히 위산 부족을 확인해 보자.

- **저산증 자가 진단법:** 아침 공복에 베이킹소다 ¼ 티스푼을 물 180㎖에 섞어 마신다. 3분 이내에 트림이 나오면 위산이 충분할 가

능성이 크고, 3분 이상 걸리면 위산이 부족할 가능성이 크다.

다음은 위산 및 소화 효소 부족 증상을 완화하는 방법이다.

- **소화 촉진 허브 추출액:** 단기적으로는 소화 효소 보충제의 효과가 좋으나, 장기적으로 몸이 스스로 효소와 위산을 생성하도록 유도하기 위해서는 소화 촉진 허브 추출액이 더 효과적이다. 참고로 몸에 좋은 약은 쓰다.
- **사과 식초:** 필요한 경우 사과 식초 1~2티스푼을 물 2~3큰술에 희석해 식전에 마시면 된다.
- **음식 꼭꼭 씹어 먹기:** 급하게 먹는 습관 때문에 소화불량이 생기기도 한다. 음식이 미음처럼 부드러워질 때까지 잘 씹어 삼키는 습관을 들이면 복부 팽만감이 완화되고 포만감도 일찍 느끼게 돼 과식을 막을 수 있다.
- **채소 익혀 먹기:** 생채소는 소화가 잘 안된다. 억지로 샐러드를 먹지 말고 살짝 데치거나 쪄서 먹어보자.
- **고기 절이기:** 레몬즙이나 식초 같은 산성 식품에 고기를 절이고 압력솥으로 요리하면 근섬유가 잘게 분해되어 소화가 잘 된다.
- **10~12시간 단식:** 소화 체계는 출근길 지하철처럼 매우 혼잡하

다. 가끔 휴식을 취하지 않으면 결국 문제가 터지게 된다. 저녁 식사 후 다음 날 아침 식사 전까지 공복 상태를 유지하여 소화 기관관을 쉬게 해주자.

섭취 단계

장 건강은 평생 관리해야 한다. 운동을 안 하면 체력이 떨어지는 것처럼, 장 건강이 건강해졌어도 나쁜 식습관으로 돌아가면 장내 유익균과 유해균 사이의 균형이 다시 깨진다. 앞서 제거 단계에서 설명했듯이, 가공식품 대신 영양소가 풍부하고 염증 유발 성분이 적은 자연식품 섭취해야 장을 건강하게 유지할 수 있다. 가장 간단한 방법은 식물성 식품을 더 많이 먹는 것이다.

『마이클 폴란의 행복한 밥상』(2009, 다른세상)의 유명한 구절, "음식을 먹어라. 과식하지 말라. 채소 위주로 먹어라"는 50년에 걸친 임상 영양 연구로 확립된 조언이다. 또한 식품을 다양하게 섭취하는 것도 중요하다. 다양한 음식을 먹을수록 장내 미생물도 풍부해지고 균형이 잘 유지된다. 반대로 단조로운 식단은 장내 미생물 다양성을 떨어뜨리며 염증과 장누수증후군 위험을 높인다.

장 건강을 장기적으로 유지하는 데 도움이 되는 성분 2가지를 알아보자. 다만, 매일 보충제를 먹는다고 장 건강이 회복되는 건 아니라는 점을 명심해 두자.

프로바이오틱스, 장에 사는 유익한 박테리아

- 독일식 양배추절임인 사우어크라우트, 김치, 생 피클, 콤부차, 생 유제품, 천연 발효 사워도우 빵, 된장, 인도네시아 전통 발효 식품인 템페 같은 발효식품을 꾸준히 섭취하자.
- 고품질 포자 기반 프로바이오틱스 보충제를 이용하자.

프리바이오틱스, 몸속 프로바이오틱스 성장에 필요한 영양분

- 과일, 채소, 전분 탄수화물, 콩류, 견과류, 씨앗류를 골고루 섭취하자. 곡물, 견과류, 씨앗류 섭취 후 불편함이 느껴지면, 물에 불려서 발아시켜 섭취해 본다.
- 아카시아 섬유, 차전자피, 구아검 가수분해물을 커피나 타서 마시거나 음식에 뿌리면 프로바이오틱스 섭취량을 늘릴 수 있다.

🌡️ 30초 핵심 요약

건강한 장내 미생물은 온몸의 세포와 소통하며 신경계, 면역체계, 소화계, 정신 건강, 신진대사에 긍정적인 영향을 준다.

- 건강하지 않은 장은 체중 감량 저항성의 주요 원인인 만성 염증을 일으킨다.

- 장 염증을 줄이려면 손상을 일으키는 모든 요인을 제거한 다음, 이미 손상된 부위를 회복하는 데 필요한 음식을 섭취해야 한다.

- 장 건강을 회복하기 위해서는 먹은 음식의 영양소가 체내에서 제대로 흡수되는지 확인하고 흡수율을 높이는 과정을 반드시 거쳐야 한다. 음식 충분히 씹어 먹기, 채소 살짝 익혀 먹기, 곡물, 씨앗, 견과류는 물에 불려 섭취하기, 10~12시간 단식하기 등 간단한 방법으로 영양분 흡수율을 높이고 장 건강 회복을 도울 수 있다.

🔥 다음 장에서는

혈당 조절, 근육, 일상 활동, 수면, 스트레스 관리, 장 건강과 같은 신진대사 생태계의 핵심 요소를 살펴봤다. 모든 요소가 조화롭게 제 기능을 해야 호르몬이 균형이 최적화되며, 식욕 조절과 신진대사가 활성화된다.

당신은 체중 조절 능력을 갖추고 태어났으며, 내가 제시한 방법을 통해 그 능력을 되찾게 될 것이다. 지금쯤 당신의 몸이야말로 가장 든든한 아군이라는 사실을 깨달았을 것이다. 이제 지금까지 배운 내용을 실제 생활에 적용할 시간이다!

METABOLISM  MAKEOVER

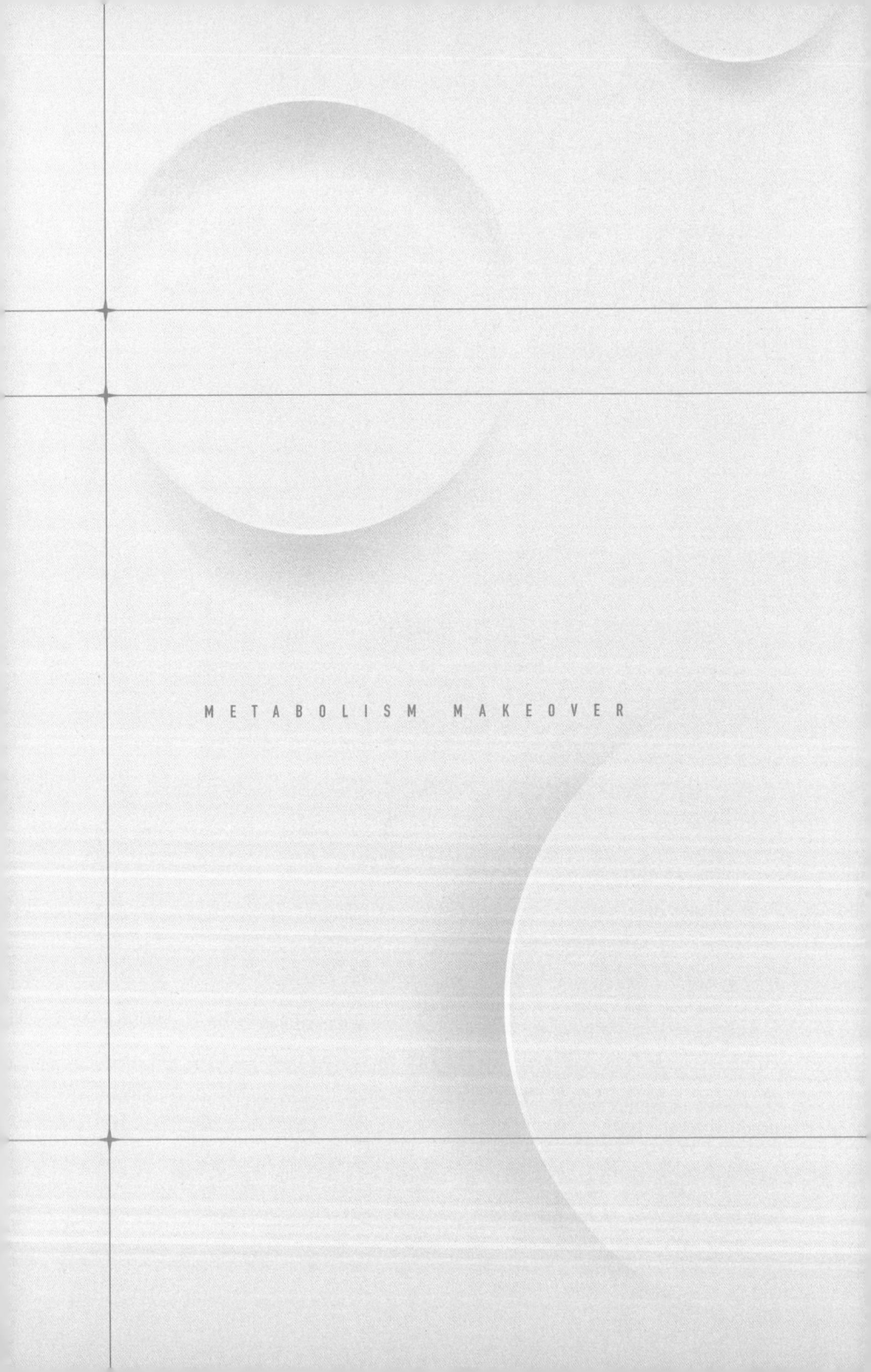

METABOLISM MAKEOVER

CHAPTER 8

변화의 80%는
뇌가 결정한다

다이어트는
내가 아니라 뇌가 한다

    신진대사 생태계의 6가지 기둥을 모두 공부했으니, 이제 우리 두뇌의 비밀을 탐구해 보자. 두뇌가 다이어트 없는 삶을 사는 데 미치는 영향은 신진대사 생태계 못지않게 크다.

    정신은 인간의 가장 신비로운 영역이다. 신체 기관으로서의 뇌에 대해서는 뇌의 구조는 물론, 화학적·전기적 신호를 이용하는 정보 처리 방식까지 이미 잘 알려져 있다. 그러나 여전히 정신은 미지의 영역이다. 단순한 신체 기관이 아니라 우리의 생각, 감정, 기억, 신념 등이 복잡하게 얽힌 경험의 집합체에 가깝다. 인간을 인간답게 만드는 이 중요한 영역에는 많은 비밀이 숨어 있다.

잠재의식으로 변화를 만들어 내기

매일 우리의 생각과 행동, 경험을 지배하는 정신의 핵심 요소가 의식과 잠재의식이라는 사실만은 분명하다. 의식은 매 순간 우리가 인지하는 모든 것을 말한다. 느끼고, 행동하고, 만지고, 말하고, 경험하는 모든 것이 의식의 영역이다. 반면 잠재의식은 과거 경험에서 얻은 정보를 모두 담고 있으며 우리의 감정을 느끼고 반응하며 살아가는 방식에 깊은 영향을 미친다.

심리학자 벤자민 하디는 "잠재의식 수준에서 일어나는 일은 의식 수준에서 일어나는 일에 영향을 미친다. 다시 말해, 내면적 변화와 잠재의식의 반응이 결국 우리 현실이 된다"라고 설명했다. 신경과학자들은 오래전부터 이 사실을 인정해 왔으며, 최근에는 우리의 행동과 생각 대부분이 잠재의식에서 비롯된다는 사실이 밝혀지기도 했다.

그렇다면 우리의 실제 삶에서 의식과 잠재의식이 어떻게 작동할까? 두 사례를 통해 의식과 잠재의식이 우리에게 미치는 영향을 살펴보자. 어렸을 때 자전거를 배웠으나 기억은 없는 여성이 15년 만에 자전거에 올랐고 어렵지 않게 타기 시작했다. 잠재의식에 자전거를 타는 데 필요한 정보가 모두 저장돼 있어서, 의식이 표지판, 신호등을 살피는 데 집중할 수 있었기 때문이다. 이것은 잠재의식 덕분에 우리 삶이 좀 더 편리해진 사례다.

반면, 15년간 아침마다 알람이 울리면 끄고 다시 잠들었던 남자는 일찍 일어나려는 습관을 들이려고 해도 얼마 못 가 다시 늦잠을 잔다. 어디서 많이 들어본 이야기 아닌가? 남자는 자신의 의지가 약하다고 자책하지만, 사실 지난 15년간 알람이 울리면 끄도록 학습된 잠재의식 때문이다. 이는 과거 경험에 기반한 잠재의식 발동이 의식의 목표와 충돌한 사례다.

유명한 '착한 사마리아인 실험'도 이와 비슷한 예다. 다음 수업에서 설교해야 하는 신학대학원생들이 일부러 지각하게 만든 후, 강의실 밖 복도에 사람을 배치해 학생들에게 도움을 요청하도록 했다. 학생들이 추구하는 도덕적 가치에도 불구하고 수업에 늦지 않으려는 목표가 더 강하게 작용해 대부분이 그 사람을 돕지 않았다. 연구진은 "원인은 냉담함이 아니라 목표 간의 충돌이다"라고 결론 지었다.

요점은 의도나 가치관과 충돌하는 다른 목표가 있다는 것이다. 그래서 우리가 바꾸려는 습관이 잠재의식이 추구하는 목표보다 중요하다고 인식되지 않으면, 의식은 변화를 피하려고 그럴싸한 변명을 지어낸다. 그렇다면 어떻게 해야 '아침형 인간이 되고 싶다, 더 많은 채소를 먹고 싶다, 일주일에 4일 헬스장에 가서 운동하고 싶다, 매일 마시던 와인을 끊고 싶다' 같은 목표를 잠재의식에 심을 수 있을까?

평생 유지되는
변화를 만드는 6단계

인생을 바꾸는 6단계 피라미드

해답은 변화를 바라기만 하는 것이 아니라 변화하겠다고 결심하는 것이다. 로버트 딜츠의 '신경 논리적 수준Logical Levels'을 처음 접했을 때 이것이야말로 인간의 지속적인 변화를 만들어 내는 방법임을 깨달았다. 내 삶을 변화시키는 방식을 완전히 바꿨고, 현재는 고객들을 코칭할 때 없어서는 안 될 이론이 되었다.

신경 논리적 수준은 단순한 행동 변화가 아닌 지속적인 변화를 위한 체계를 제시한다. 신경학적 관점을 기반으로 인간이 변화를 이루는 과정을 설명하며, 아래 모형처럼 서로 영향을 미치는 6단계 피라미드 구조에서 변화가 일어난다고 본다.

이런 구조는 우리의 생각, 행동, 결과의 상관관계에 대한 통찰력을 제공한다. 딜츠는 "각 수준의 기능은 그 아래 수준에서 발생하는 상호작용을 통합, 체계화, 지시하는 것이다. 따라서 더 높은 수준에서 변화가 일어날 때 영구적인 행동 변화가 발생할 가능성이 훨씬 크다"라고 설명했다.

가령 다이어트 업계는 우리가 피라미드 가장 낮은 두 단계인 '환경'과 '행동' 수준에서 변화를 만들도록 요구하고 있다. 헬스장에 등록하고 고칼로리 식품을 버리라는 식의 환경 변화와 덜 먹고 더 운동하라는 행동 변화를 강조하는 것이다. 하지만 결국 피라미드 상위 단계에서 변화가 이뤄지지 않으면 지속적인 변화와 영구적인 체중 감량도 어려워지게 된다. 각 단계를 자세히 살펴보며 이를 당신의 삶에 어떻게 적용할지 알아보자.

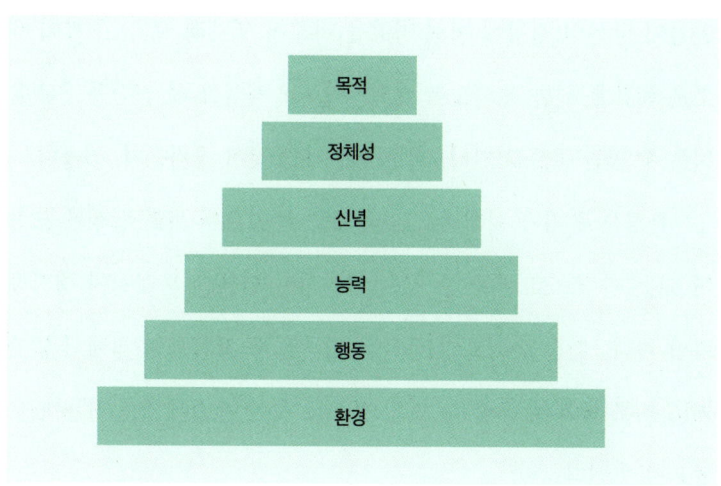

환경: 어디에서?

식단과 운동 습관을 바꾸려고 할 때, 우리는 주로 그 변화를 실현할 장소부터 떠올린다. 꾸준히 운동하는 습관을 들이려고 헬스장에 등록하는 것처럼 말이다. 이 단계에서는 행동 변화를 위치의 관점에서 본다. 집, 직장, 헬스장, 식당, 호텔 등 음식과 몸에 관한 결정을 내리는 모든 곳이 해당된다.

환경은 우리가 자극에 반응하는 방식에 영향을 미치기도 한다.

환경이 당신의 결정에 어떤 영향을 미칠지 생각해 보자. 주방이 새로운 목표를 위한 음식들로 채워져 있나? 외식할 때 건강한 음식을 먹을 수 있는 곳으로 가나? 헬스장에 가는 것이 즐거운가, 귀찮나?

환경은 우리가 의식적으로 결정할 수 있으니 목표 달성에 도움이 되는 환경으로 바꿀 수 있는 의식적인 선택은 무엇일지 생각해 봐야 한다. 건강을 나쁜 식품들을 가족들과 상의하여 집에서 없애거나 기분 좋게 운동할 수 있는 장소를 찾아 즐겁게 운동하는 것도 좋은 방법이다.

행동: 무엇을?

이 단계는 환경 내에서 우리가 취하는 행동을 뜻한다. 일반적으로 행동의 목표는 원하는 결과를 얻으려는 것이기에, 목표를 향한 실행 계획에서는 행동의 역할이 중요하다. 이 책을 읽는 동안 이미 바꾼 행동이 있을 수도 있다. PHFF 식단으로 먹기 시작했거나 일주일 운동 계획에 근력 운동을 추가했거나 아침 산책을 열심히 하고 있을 수도 있다.

현재 나의 행동은 어떻게 목표를 지원하고 있을까? 이 단계가 목표를 향해 나아갈 때 제일 집중해야 하는 영역이다. 하지만 8시간 숙면 취하기라는 새로운 목표와 드라마를 몰아보는 기존의 버릇이 충돌하면 변화가 어려워지곤 한다. 자기 합리화에 뛰어난 의식은, 잠재의식이 잠자리에 드는 것보다 드라마를 보는 편이 더 좋다고 생각하면 이를 무시하지 못하고 핑계를 만들어 준다.

능력: 어떻게?

이 단계는 변화와 행동을 이끌어가는 데 필요한 계획, 전략, 기술을 의미한다. 능력은 의식으로든, 잠재의식으로든 당신의 결정에 영향을 미친다.

이 책을 읽는 당신도 능력 수준에서 변화를 겪고 있다. 음식과 몸에 관해 배우며 쌓은 지식이 당신을 환경 내에서 다른 행동을 취하도록 유도하고 있다. 특정 식단과 운동 계획만 따르는 행동 단계에서 벗어나 정보를 기반으로 매일 스스로 결정을 내리는 것이다.

새로운 정보를 습득할수록 능력 단계에서의 의사 결정이 더 쉬워지는 이유는 새로운 결정을 내려야 할 새로운 근거가 풍부해지기 때문이다. 내가 다이어트 업계의 "덜 먹고 더 운동하라" 공식에 의문을 가지게 된 것은 근력 운동이 매일 하는 유산소 운동보다 체중 감량에 더 효과적이라는 말을 듣게 된 시점이지만, 그 이유를 설명하는 기사를 읽기 전까지는 실행에 옮기지 않았다. 칼로리 연소에 효과적인 유산소 운동을 포기하려니 불안하기도 했지만, 과학적·논리적 정보가 이를 극복하는 데 도움이 되어 새로운 운동을 시작할 수 있었다.

전문가가 짜준 식단표를 사용하거나 트레이너에게 운동을 배울 필요 없다는 말이 아니다. 이제는 '트레이너가 시켜서'가 아니라 근육량이 신진대사율과 신체 구성에 미치는 영향에 대한 새로운 인식과 이해의 결과로 스쿼트를 하게 된다는 뜻이다.

신념: 왜?

이 단계는 환경, 행동, 능력을 지지하거나 억제하는 원동력을 제공한다. 변화를 위한 행동을 실천하거나 실천하지 않는 원인이 바로 신념이다.

우리는 종종 과거의 경험으로 자신을 판단하고, 이것이 사실이라는 신념을 바탕으로 행동한다. '나는 자기 파괴적이고 20년 전부터 다리가 굵어졌으니 반바지를 입을 수 없어'라고 믿는 사람은 신념이 정하는 한계에 갇히게 된다. 이런 상태에서는 책을 읽어도 신진대사 지식의 활용이 급속히 더뎌지게 된다.

신념은 잡초와 같아서 제대로 인식하고 빛으로 끌어내기만 해도 쉽게 뽑아낼 수 있는가 하면, 뿌리가 깊어서 자기 성찰과 노력이 많이 필요할 때도 있다. 장 후반부에 소개하는 연습은 자신을 제한하는 신념을 인식하는 강력한 첫걸음이 될 것이다.

정체성: 나는 누구인가?

정체성 단계는 자신의 존재와 자존감을 나타낸다. 이 단계에서 당신은 '나는 ~다'라고 생각하게 된다. '나는 작가다', '나는 아침형 인간이다', '나는 건강을 가장 중요하게 생각하는 사람이다'와 같이 스스로 자신을 정의하게 된다.

자신을 제한하는 신념을 극복하는 방법 중 하나는 정체성을 바꾸는 것이다. 정말 간단하지 않은가? 신념은 이미 깊이 뿌리박혀 있고 지나간 과거에 영향을 받기 때문에, 신념 대신 자신이 누구인지 바꾸는 편이 더 간단할 수 있다.

정체성을 바꾸는 것은 리브랜딩이라고 생각할 수도 있다. 내 고객 신디 켐프가 이 개념을 알려준 뒤로 나는 다른 고객들에게도 이 과정을 적용하고 있다. 현재의 자신과 1년 후 목표를 달성한 자신을 생각해 보자. 이 두 사람은 같을 수가 없다! 당신이 1년 후에도 지금과 같다면 목표를 달성하지 못할 것이다. 그렇다면 새로운 나의 모습은 어떻길 바라나? 새로운 나의 정체성은 뭘까?

신디의 사례를 들어보겠다. 그녀가 매일 기분 좋게 살겠다고 목표를 정했을 때, 폭식과 절식을 반복하고 술을 자주 마시며 체중계 숫자로 그날 기분이 정해지는 생활 방식으로는 절대 목표에 닿을 수 없다는 사실을 깨달았다. 그래서 다음과 같은 리브랜딩 과정을 거쳤다.

- 나는 잠깐 목표를 벗어나더라도, 목표로 향하는 길은 잃지 않는 사람이다. 야구 경기를 보면서 디저트나 나초를 먹어도, 다음 식사에서는 PHFF를 따를 것이고 폭식을 하지 않는다.

- 내 삶에 숙취로 시작하는 하루는 없다.
- 나는 유쾌하고 대담한 사람이다.
- 나는 콘서트에 자주 가는 사람이다.
- 나는 체중계에 올라가지 않는 사람이다.
- 나는 일주일에 4일 운동하는 사람이다. 무슨 일이 있어도, 10분이라도 운동한다.

신디는 이렇게 말했다.

"지난 15년 동안 세상에 알려진 모든 다이어트를 다 해봤다. 정확히 1년 전 오늘, 나 자신을 소중하게 대하겠다고 결심했다. 나 자신에게 더 관대하고, 더는 체중계 숫자에 연연하지 않으며, 오늘, 내일 그리고 1년 후에도 언제나 내 몸을 사랑하는 사람이 되었다. 나는 11kg을 감량했고, 남편에게 더 친절해졌으며 가장 친한 친구를 대하듯 나 자신을 대한다. 사람들은 하룻밤 사이에 변할 수 없다고 말하지만, 결심하면 할 수 있다. 당신이 앞으로 다시는 과음하지 않겠다고 결심하는 일은 단순히 술을 덜 마시겠다는 다짐과는 다르다. 과음하지 않는 사람이 당신 정체성 중 일부가 되면, 의지력에만 의존하는 게 아니라 과음을 예방하는 데 더 집중해야 한다. 숙취를 줄이는 방법을 찾아보거나, 금주 관련 책을 읽거나, 함께 금주를 실천할 책임감 있는 동료를 찾을 수도 있다."

목적: 삶의 목표와 의미

이 단계는 전반적인 삶의 사명과 목표를 의미한다. 쉽게 말해 우리의 삶을 이끌고 형성하는 '더 높은 목적' 또는 '영적인 힘'이다.

우리의 목표가 더 높은 목적과 어떻게 연결되는지 생각해 보자. 내년 여름 자신감 있게 수영복을 입고 싶다는 목표에서 영적인 연결을 찾는다는 생각이 다소 터무니없게 느껴질 수도 있지만, 사고방식을 조금만 바꿔보자. 내 몸을 사랑하고 건강을 유지하면 삶의 목적을 이루는 데 필요한 자신감이 생기게 되지 않을까?

목적 수준에서 변화를 만드는 일은 다소 추상적이고 불분명하게 느껴지기도 한다. 그래서 나는 주로 정체성 수준에서 변화를 만들라고 추천한다. 하지만 더 큰 목적에 목표가 작용하는 방식을 이해하는 것은 확실히 도움이 된다.

새로운 나로 거듭나는
실전 가이드

이 장을 마무리하기 전에 당신이 꼭 해야 할 연습이 있다. 그동안 습득한 정보를 실질적인 변화로 바꾸는 데 반드시 거쳐야 할 과정이니 건너뛰지 말고 성실히 수행해 보기를 바란다. 이 책의 내용을 온전히 자신의 것으로 만들려면 언젠가는 이 연습을 해야 한다.

지금 이 순간, 스스로를 포기하지 않는 사람이 되겠다고 결심해라. 당신은 어떤 어려움이 닥치더라도 멈추지 않고 나아가는 사람이다. 체중계의 숫자에 실망하거나, 몸매가 마음에 들지 않더라도 포기하지 않는 사람이다.

당신은 이제 업그레이드된 2.0 버전의 자신이며, 자포자기하는 것은 선택지에 없다. 당신이 이 연습을 통해 자신을 돌보는 행위 자체를 사랑하게 되기를 바란다. 자신에게 부여했던 과도한 기대와 압박에서 벗어나 온전히 나의 행복에 집중할 때 비로소 새로운 삶이 열리게 된다.

1. 준비하기

- **목표 정하기**: 향후 12개월간 달성하고 싶은 목표를 결정한다. 몸매, 건강, 재정, 가족, 생활 환경, 인간관계 등 어떤 영역이든 상관없다. '나는 옷을 입었을 때 매력적이고 자신감 넘치는 모습이 되고 싶다'처럼 원하는 모습을 정하면 된다.

2. 6단계 피라미드 활용하기

- **1단계 환경**: 자주 머무는 환경의 목록을 작성하고, 각 환경에서 당신이 어떤 감정을 느끼며 의사 결정 과정에 어떤 영향을 받는지 기록하자. 목표에 방해되는 결정을 내리도록 유도하는 환경이 있다면, 어떻게 바꿔야 할지 생각해 본다. 그리고 환경을 변화시킬 구체적인 실행 계획을 작성한다.

- **2단계 행동**: 우리는 매일 비슷한 습관과 행동을 반복하니, 아침 기상부터 잠자리에 들 때까지 하는 일상적인 행동들의 목록을 작

성해 보자. 목표에 도움이 되는 행동에는 체크 표시를, 방해하는 행동에는 엑스 표시를 한다. 이 단계에서는 행동들을 분류해서 표시하는 것만으로도 충분하다.

- **3단계 능력:** 이 책을 읽는 시점에서 3단계가 시작된 것이다! 앞서 작성한 행동 목록을 검토한다. 개선하고 싶은 행동이 있다면 참고할 만한 정보를 추가로 찾아보자. 수면, 사고방식, 장 건강을 다루는 책이나 영상을 활용해도 된다. 소화 문제는 전문가의 도움을 받고 운동에 자신이 없으면 좋은 트레이너를 찾는 것도 좋은 방법이다.

- **4단계 신념:** 새 종이를 꺼내 상단에 목표를 적고 다음 질문에 대한 답을 적어보자. '목표 달성에 어려운 점은 무엇인가? 이 기간 안에 목표를 달성할 수 있다는 믿음이 있는가? 당신이 그렇게 믿는 이유는 무엇인가? 그 믿음이 과거의 경험과 관련된 것인가? 어린 시절과 관련된 것인가?' 이 질문들에 대해 답변할 시간은 필요한 만큼 가지되, 최소 15분 이상은 천천히 생각하며 자유롭게 작성한다. 이 내용은 나중에 다시 다루게 된다.

- **5단계 정체성:** 1년 후 목표를 달성한 나의 모습을 시각화하는 시간을 가진다. '매일 어떤 기분을 느끼는가? 어떤 옷을 입고 있는가? 몇 시에 일어나는가? 인간관계는 어떤가? 무엇에 즐거움을

느끼는가?' 그 후 자신의 새로운 정체성을 재정립하는 문장을 작성한다. 이때 '나는 일주일에 3~4번 운동하는 사람이다. 나는 활력이 넘치는 사람이다. 나는 옷을 입었을 때 매력적이고 자신감이 넘치는 사람이다. 나는 적극적으로 행동하는 사람이다.'처럼 현재형으로 작성하는 것이 중요하다.

- **6단계 목적:** 인생의 마지막 10년을 생각해 본다. 어떤 기분이길 바라는가? 무엇을 하고 싶나? 인생을 되돌아볼 때 무엇을 성취한 것이 가장 자랑스러울까? 나의 목표는 이 궁극적인 목표에 어떤 도움이 되는가?

새로운 삶의 첫날은 바로 오늘이다

이 연습을 따라 하며 새로운 삶을 시작할 용기와 영감을 얻는 사람이 있는가 하면, 답답한 마음에 트라우마가 되살아나는 사람도 있을 것이다. 1년 후는 고사하고 2주 후를 상상하기도 어려워 좌절했다면, 이는 오랫동안 무의식적으로 살아서 의식적인 삶으로 전환하는 과정이 어색하고 막막한 것이다. 걱정하지 않아도 된다. 내 고객들도 모두 어렵다고 했다! 진정으로 원하는 삶을 위한 생각이 들어갈 여유 공간이 생기도록 6장에서 소개한 '매일 머리 비우기'로 잡념을 비우는 시간을 가지자. 한 달간 꾸준히 머릿속을 정리한 뒤 다시 '6단계 피라미드 활용하기' 연습을 시작하며 변화를 느껴보자.

때로는 익숙한 과거에서 벗어나지 못하게 하는 근본적인 원인이 존재한다. 용기를 내어 그 원인을 해결하는 과정을 시작해야 할 때도 있고 단순히 결심만으로 충분할 때도 있다. 물론, 당신에게는 과거의 신념과 정체성을 유지한 채 살아갈 권리가 있다. 하지만 변하려고 하지 않으면 영원히 변하지 않는다. 현재의 삶이 불만족스러운데 변화하지 않으면 영원히 불만족스럽게 살게 된다. 모든 것은 당신에게 달려 있다. 당신은 할 수 있다!

BEFORE&AFTER

케이틀린은 신진대사 회복 모임에 1년 동안 참여했지만, 체중 감량에 성공하지 못했다. 직장에서 12~14시간씩 근무하느라 자기 관리는 미룰 수밖에 없었다. 그러나 6단계 피라미드 변화 구조 강의를 들은 후, 더 이상 자신을 소홀히 대하지 않겠다고 결심하고 모든 노력을 쏟아부었다. 케이틀린은 처음으로 자신을 기쁘게 만드는 것이 무엇인지 깨달았고 그것에 집중했다. 곧 허리둘레가 줄어들기 시작했고, 지금까지도 자신을 최우선으로 생각한다.

🔥 30초 핵심 요약

체중 감량과 유지의 핵심은 바로 '나 자신'이다. 우리가 매일 내리는 결정은 우리가 무엇을 알고, 무엇을 믿고, 어떻게 자신을 인식하는지에 따라 달라진다.

- 우리의 일상적인 결정은 대부분 잠재의식에서 이뤄진다. 잠재의식의 결정은 의식의 영향을 받지 않아서 반사적으로 행동하게 된다.
- 행동 변화를 시도할 때 대부분 행동 자체에만 집중한다. 이런 접근 방식으로는 의식적인 노력에 의존하게 되고, 행동을 지속하려면 계속 의지력을 쥐어짜야만 하는 어려움에 부딪힌다.
- 영구적인 행동 변화를 원한다면, 행동을 바꾸는 데 필요한 정보를 습득하고 행동에 대한 신념을 변화시키며 행동과 관련된 정체성을 변화시켜야 한다.

🔥 다음 장에서는

8장을 읽으며 당신 스스로에 대한 믿음을 강화했기를 바란다. 삶의 모든 영역에서 변화를 원할 때마다 연습했던 방법을 반복적으로 활용해 보자. 이 장에서 제시한 방법을 실천하면 당신의 생각과 삶이 놀라울 정도로 변하게 될 것이다. 어쩌면 빠르게 나타나는 변화가 '초심자의 행운'일까 봐 혹은 휴가나 주말이 다가오면 흐트러질까 봐 불안할 수도 있다. 걱정하지 마라. 그런 마음은 언젠가부터 당신을 틀에 가둔 믿음일 뿐이다. 다음 장에서는 매주 마주하는 온갖 상황들을 다루는 방법과 명확한 지침을 제시하며 작심삼일의 굴레에서 벗어나는 길을 안내해 주겠다.

METABOLISM MAKEOVER

METABOLISM MAKEOVER

CHAPTER 9

평생 건강하게 사는 습관 완성하기

일주일 1시간으로 만드는
신진대사 혁명

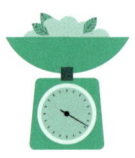

몸과 정신의 힘, 그리고 이 힘으로 완전히 새로운 자신으로 다시 발돋움하는 방법까지 익혔으니 자신감을 품고 있으리라 믿는다.

그렇다면 우리가 배운 지식을 매주 꾸준히 실천하려면 어떻게 해야 할까? 첫걸음은 지금 이 순간부터 의식적이든 무의식적이든 자신의 선택을 인식하겠다고 결심하는 것이다. 그리고 이를 매주 실천하는 데 매우 효과적이고 간단한 방식이 있다. 말 그대로, 매주! 따라 하면 된다!

집에서도, 여행을 가서도, 심지어 휴가 중에도 활용할 수 있는 간단한 3단계 과정은 다음과 같다.

1단계: 일주일 미리 보기

2단계: 일주일 실천하기

3단계: 일주일 돌아보기

3단계를 모두 수행하려면 매주 1시간 정도 걸리지만, 단기적으로나 장기적으로나 되돌려 받을 시간을 생각하면 투자할 가치가 충분하다.

일주일 미리 보기

나는 금요일마다 딸을 학교에 데리러 가기 전, 다음 주를 계획하는 데 할애한다. 일요일 밤이든 월요일 아침이든 상관없다. 자신의 상황에 맞는 시간을 선택하고 종이나 메모 앱 등 편한 방법을 통해 계획을 세우면 된다.

1. 다음 주에 있을 모든 일을 정리한다.
- 마감일, 약속, 회의 등등 이미 정해진 일정은 무엇인가?

- 아직 일정에 없지만 추가해야 할 일은 무엇인가?
- 빨래, 장보기, 청소 같은 집안일은 어떻게 처리할 것인가?
- 주말 계획은 무엇인가? 일정이나 해야 할 일이 있는가?
- 계획이 아침, 점심, 저녁 식사에 어떤 영향을 미치는가?

2. 신진대사 관리 계획을 일정에 추가한다.

다음은 몇 가지 예시다.

- 주 3회 근력 운동
- 매일 밤 10시 취침
- 매일 20분 호흡법, 명상, 글쓰기 등으로 스트레스 해소하기

3. 현재 계획이 식사 시간에 어떤 영향을 미치는지 살펴본다.

- 수요일 저녁 아이의 야구 경기를 참관하는 상황처럼 불가피하게 식사 일정을 조정해야 할 일이 있는가?

4. 위의 모든 내용을 일정표에 기재한다.

나는 구글 캘린더 앱을 쓰지만, 어떤 방식이든 상관없다. 처음에는 다소 시간이 걸리겠지만, 갈수록 익숙해져서 금방 하게 된다.

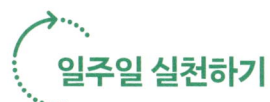
일주일 실천하기

미리 정해둔 계획에 따라 한 주를 생활한다. 이때 계획을 최대한 지키려는 노력도 중요하지만, 예상치 못한 일은 늘 생기니 이 사실을 염두하고 인정하는 태도도 중요하다. '모 아니면 도' 식의 극단적인 사고방식을 버리고 유연하게 대처해야 한다. 이 과정을 꾸준히 실천하면 이전 삶으로 돌아가기 싫어질 것이다.

다음은 이 책을 쓰고 있을 때 나의 실제 주간 일정이다.

월요일

- 회의가 많은 날이라서 주말에 반드시 미리 식사를 준비해야 했다. BYO 식단 가이드를 참고해 스무디 재료인 냉동 블루베리, 치아시드, 캐슈너트를 개별 포장해서 냉동실에 보관해 둔다. 먹을 때 단백질 파우더와 아몬드 우유를 추가하면 된다. 점심 식사로 다진 칠면조 고기, 밥, 브로콜리를 준비해 뒀다. 아보카도와 잘게 썰어둔 치즈를 건강한 지방으로 첨가한다.
- 혈액 순환을 위해 회의 사이 시간에 맨몸 운동을 했다.
- 아침부터 계속 전자기기를 사용해야 하니, 저녁에는 따뜻한 목욕

이나 사우나 등 긴장 완화에 도움이 되는 활동을 꼭 추가하고 침대에서 책을 읽으며 숙면을 준비한다.

화요일

- 마감 전날은 노트북 작업에 매달려야 하니, 이에 맞춰 준비해 둔 도시락으로 점심을 해결하고 저녁은 집 근처 스테이크 가게에서 빵 없는 치즈버거와 감자튀김을 배달시켜 건강한 음식을 먹을 수 있도록 계획했다.
- 오전에 딸의 병원 진료가 있으니, 기다리는 시간을 2단계 걷기 운동으로 채웠다.
- 자정이 지나서야 잠자리에 들 수 있어서 몸과 마음의 긴장을 푸는 데 도움이 되는 저용량 멜라토닌, 테아닌 200mg, 마그네슘 비스글리시네이트 200mg을 섭취했다.

수요일

- 하루가 계획대로 시작되지 않았다. 딸이 새벽 5시 45분에 깨워서 5시간밖에 자지 못했다. 잠이 부족하니 계획했던 근력 운동을 다음 날로 미뤘다.
- 이틀 연속 일을 오래 했더니 몸이 뻣뻣해져서 유연성 운동, 스트

레칭과 함께 추가적인 활동을 했다.
- 수면 부족은 식욕 증가로 이어질 수 있으니 오늘은 PHFF 식단을 더 철저히 지켰다. 계획했던 대로 아침, 점심을 먹고 간식으로 단백질 바를, 저녁으로 건강한 재료로 만든 토르티야 2장에 소고기, 치즈, 아보카도, 양상추, 토마토를 넣은 타코를 먹었다.

목요일

- 수요일에 미룬 근력 운동을 오전에 하고 일을 시작했다. 되도록 회의가 적은 수요일이나 목요일에 운동을 꼭 하려고 한다.
- 아침에 운동을 했으니 미리 준비한 스무디 대신 전분 탄수화물을 섭취한다. 사워도우 빵에 크림치즈, 훈제 연어, 아보카도를 곁들여 토스트를 만들고 커피에 콜라겐 1회분을 추가했다.
- 틈이 날 때마다 호흡 운동을 했다. 아무리 바빠도 호흡법, 명상, 글쓰기 등 스트레스 완화 활동은 꼭 한다.
- 딸이 저녁 식사로 피자를 먹고 싶어 했다. 원래 남아 있던 타코를 먹으려 했으나 대신 냉동실에서 병아리콩으로 만든 글루텐 프리 피자를 꺼내 닭고기와 채소를 잔뜩 얹어 조리했다. 거기에 브로콜리, 블랙 올리브, 방울토마토, 건강한 재료로 만든 랜치 드레싱으로 샐러드도 많이 만들어 먹었다.

금요일

- 일주일 미리 보기로 다음 주를 준비한다.
- 코스트코에서 주말에 먹을 식재료를 주문했다. 주간 계획을 세우며 집에 단백질이 풍부한 음식이 없다는 것을 확인하고 다진 소고기, 닭 다리 살, 냉동 새우와 스무디에 넣을 냉동 블루베리, 체리도 주문했다.
- 밤에는 음식을 포장해 와서 와인과 먹으며 다큐멘터리를 볼 계획이다. 술을 마셔도 혈당이 불안정해지지 않도록 저녁 식사로 고단백질의 새우구이와 브로콜리, 푸짐한 샐러드를 선택하고 숙취가 없도록 설탕 함량이 낮고 인공 첨가물이 없는 와인을 골랐다. 수분이 부족하지 않도록 와인을 마시며 전해질도 틈틈이 섭취했다.

토요일

- 오늘은 호숫가에 놀러 가는 날이다. 배에서 간식을 먹지 않도록 토르티야에 달걀, 아보카도, 시금치, 살사, 고수를 넣은 PHFF식 타코로 아침을 푸짐하게 먹었다.
- 토요일과 일요일에는 헬스장의 아이 돌봄 서비스를 이용할 수 있어서 꼭 오전에 근력 운동을 한다.
- 점심으로 하이볼 두 잔을 마시고, 딸과 함께 나초 한 접시를 나눠

먹었다. 나초에 닭고기를 추가해서 단백질이 포만감 호르몬을 더 빨리 자극하도록 했다. 예전에는 나초 같은 음식을 먹을 때 항상 과식했지만, 이제는 적절히 즐기는 방법을 알고 있다.

- 저녁은 구운 연어, 스테이크, 애호박, 토마토를 준비해 고단백 고섬유질 식사를 했다.

일요일

- 딸과의 점심 데이트가 있는 날이다. 우리는 항상 간단하게 고품질 PHFF 식사를 할 수 있는 멕시칸 식당을 찾는다. 나는 주로 닭고기나 멕시코식으로 튀긴 고기인 까르니따스 볼과 현미보다 쌀을 더 좋아해서 흰쌀밥, 치즈, 피코 데 가요와 살사 베르데, 양상추, 과카몰리를 주문한다. 딸이 주문하는 어린이 메뉴에는 식사에 과자도 조금 나오는데, 우리는 그 과자를 과카몰리와 함께 나눠 먹는다.

- 보통 일요일에는 다음 주에 먹을 단백질 2가지, 탄수화물 1~2가지 그리고 채소를 미리 골라둔다. 함께 새우를 볶고, 닭 다리 살을 삶고, 밥을 짓고, 에어프라이어로 콜리플라워를, 전자레인지로 스파게티를 익힌다. 아침과 간식으로 먹을 삶은 달걀도 만든다. 또한 토르티야를 많이 사둬서 다음 주에도 다양한 식사를 준

비할 수 있다. 버터를 넣은 새우 스캠피와 스파게티, 아보카도를 넣은 치킨 타코, 새우와 쌀밥에 콜리플라워, 아보카도를 곁들이거나, 치킨과 쌀밥을 콜리플라워와 함께 먹어도 된다.

누군가는 이렇게 말할 수도 있다. "그래, 넌 잘하는구나 메건. 하지만 내가 점심으로 하이볼에 나초를 먹으면 바로 내리막길이 시작될 거야.", "내가 수요일에 피자를 먹었으면 조금만 더 참을 걸 하며 그 주 내내 후회했을 거야."

충분히 이해한다. '모 아니면 도' 식의 사고방식을 극복하려면 시간과 노력이 필요하다. 하지만 그걸 해낼 능력이 당신에게 있다. 더 빠른 이해를 위해 할리의 이야기를 들려주겠다.

할리는 늘 친구들과의 브런치로 토요일을 시작했다. 친구들과 만나는 시간은 설렘과 동시에 식사에 대한 불안이 스멀스멀 올라오는 날이기도 했다. 이 식사로 평일의 노력이 다 무너진다고 생각했고 결국 주말 내내 폭식하게 됐기 때문이다.

브런치를 먹을 예정이니 아침을 거르고 나갔다가 부리토와 칵테일 몇 잔을 마시곤 디저트까지 먹었다. 그 후 낮잠을 자고 나면 디저트와 당도가 높은 칵테일을 마셨다는 사실 때문에 자책감에 빠지곤 했다. 그렇게 많이 먹었는데도 허기가 금세 밀려왔고 결국 '에라 모르겠다' 상태가 되어 피자를 시켜 먹었다. 일요일까지 이런 식으로 생활하다가 월요일 아침에 피곤한 채 일어나 부은 몸을 보고는 또다시 주말의 자신을 원망했다.

하지만 그는 몸의 대사 원리를 이해하면서 새로운 선택을 할 수 있는 자유와 힘이 있다는 사실을 깨닫게 되었고 브런치를 다른 관점으로 바라보기 시작했다.

바뀐 할리는 토요일 아침에 브런치 모임에서 허겁지겁 먹지 않도록 미리 스무디를 먹는다. 굶다가 먹는다고 칼로리를 적게 섭취하는 것이 아니라는 사실을 알기 때문이다.

친구들과 만나서는 여전히 좋아하는 부리토와 칵테일을 주문하지만 배가 고프지 않아 부리토는 반만 먹고 디저트 대신 다른 음료를 마신다. 칵테일과 부리토는 식곤증과 탄수화물 갈망으로 이어질 수 있지만, 당황하지 않는다.

저녁 식사로 빵 없는 버거를 먹을 계획을 세워뒀기 때문에 즐겁게 식사하는 데 집중한다. 배도 부르고 기분 좋게 모임을 마치니 주말에 자극적인 고칼로리 음식을 먹고 싶은 충동이 느껴지지 않는다. 여느 때와 같이 오후를 보내고 저녁으로 빵 없는 버거를 먹은 뒤 일요일 아침 다른 재료로 만든 스무디를 마신다. 월요일의 할리는 주말에 친구들과 보낸 즐거운 시간 덕분에 더 행복하게 일주일을 시작하게 된다.

할리는 어떻게 이렇게 바뀌게 되었을까? 그 해답은 '위기 상황 대응 매뉴얼'에 있다.

위기 상황 대응 매뉴얼

이 방법은 특정 상황에서 계획대로 유지할 것인지 다른 선택을 할 것인지를 고민할 때 의식적인 선택을 유도하는 과정이다. 위기 대응 전략은 혈당을 치솟게 하는 음식을 먹고 싶을 때나 예상보다 늦게까지 밖에 있었을 때, 또는 다른 일로 운동을 못 했을 때처럼 계획을 지키기 어려운 상황에서 활용하면 된다.

처음에는 이 과정을 하나하나 의식하며 신중하게 따져봐야 하겠지만, 습관처럼 익숙해지면 무의식적으로 적용하게 된다. 그야말로 음식의 자유를 얻는 황금 열쇠다.

위기 상황 대응 매뉴얼은 3단계로 이루어진다.

1. 잠시 멈추기

- 혈당 균형을 망치거나 건강을 해치는 음식을 먹고 싶을 때는 의식적으로 잠시 멈춘다.

2. 2가지 선택지를 모두 고려하기

- 먹는다면? 내 몸에 어떤 영향을 끼칠까? 먹는 순간 내 기분은 어떨까? 1시간 후, 4시간 후 나는 어떤 상태일까? 먹고 나면 나는 어떤 감정을 느낄까?

- 먹지 않는다면? 내 몸에 어떤 영향이 있을까? 이 음식 대신 뭘 먹을까? 1시간 후, 4시간 후 나는 어떤 상태일까? 음식을 안 먹기로 결심하면 어떤 기분이 들까?

3. 결정을 내리고 필요한 경우 계획을 준비하기

- 안 먹기로 결정했으면 마음을 차분하게 가라앉힌다.

- 먹기로 결정해도 괜찮다! 최선이 아닌 차선을 선택하면 된다. 자신에게 물어보자. 먹고 나서 내가 할 수 있는 일이 무엇일까? 선택한 음식과 함께 먹을 다른 음식을 선택해도 되고 혈당이 급격히 떨어질 때를 고려해 대책을 세워도 된다.

위기 상황 대응 매뉴얼의 첫 단계인 '일시 정지'부터 시작할 때 가장 효과적이다. 하지만 우리는 사람이고, 멈추기 어려울 때도 있다. 일시 정지 단계를 건너뛰기도 하고 와인을 너무 많이 마셔서 멈추지 못할 때도 있다. 멍하게 눈앞의 과자 한 봉지를 다 먹어 치우기도 한다. 멈추지 못했을 때는 어떻게 해야 할까? 이런 일은 분명히 일어난다. '혹시'가 아니라 '언제'의 문제다. 이때 무엇을 해야 할까?

이 상황에서도 위기 상황 대응 매뉴얼을 적용할 수 있다! 적용 방식이 조금 달라질 뿐이다.

1. 잠시 멈추기

- 계획에서 벗어났다고 느낀 순간, 잠시 멈추고 현재에 집중하자. 당신은 실패한 것이 아니며, 이 과정은 실패할 수 없다는 사실을 자신에게 상기시켜라.

2. 다음 상황 살펴보기

- 이 음식은 내 몸에서 어떻게 대사될까? 탄수화물이나 당이 많았나? 나중에 혈당이 급격히 떨어질 가능성이 있나? 그렇다면 무엇을 해야 할까? 기분이 나아지려면 어떻게 해야 할까?

3. 결정을 내리고 필요한 경우 계획을 준비하기

- 이제 무엇을 할지 결정한다. 혈당을 안정시키기 위해 산책하거나 근력 운동을 해서 근육의 글리코겐이 탄수화물을 흡수하도록 해도 된다. 혈당을 안정시킬 수 있는 다음 식사를 결정해라. 물을 마시고 심호흡해라.

매뉴얼을 연습하는 동안, 당신이 어떤 결정을 하든 다 정답이라는 점을 잊지 마라. 과거 당신이 했던 모든 다이어트에서 집착했던 완벽주의를 극복하는 과정이다.

기억할지 모르겠지만, 나는 앞서 숙면이 가장 어렵다고 했다. 그래서 저녁에 긴장을 완화하는 활동을 하고 취침 시간을 규칙적으로 지키려고 많이 노력한다. 그래도 가끔 숙면 문제로 위기 상황 대응 매뉴얼을 활용하곤 한다. 다음은 숙면에 적용한 예시이다.

1. 잠시 멈추기

- 저녁 시간을 연인과의 데이트에 쓸지, 8시간 숙면에 쓸지 결정해야 할 때가 있다.

2. 2가지 선택지를 모두 고려하기

- 숙면을 선택하면? 일정상 오늘이 아니면 이번 주 내내 함께할 시간이 없다. 함께 논의할 일들도 있는데 데이트를 취소하면 수면 부족보다 심각한 스트레스를 유발할 수도 있다.

- 데이트를 선택하면? 수면 부족으로 내일 직장에서 집중력이 떨어질 수도 있고 식욕에 관여하는 호르몬 분비가 흐트러질 가능성이 크다.

3. 결정을 내리고 필요한 경우 계획을 준비하기

- 나는 데이트를 선택했다. 가능하면 오전 8시 회의를 좀 더 정신이 맑을 오전 10시로 변경하고 아침에 먹을 스무디와 점심 식사, 일하는 동안 포만감을 유지해 줄 고단백 간식을 준비했다. 수면이 부족하니 몸에 무리가 가지 않도록 운동은 다음 날로 미뤘다.

무의식적으로 행동하지 않고 의식적으로 선택하고 움직이면 현재 순간에 집중하게 된다. 건강에 가장 좋은 결정은 아니더라도 삶과 몸에 두루 이로운 결정 내리게 된다. 몸은 도넛을 싫어할까? 당연하다. 8시간 숙면하고 싶어 할까? 물론이다. 하지만 우리는 인생이라는 서커스를 매일 같이 공연하는 인간이다. 가끔 딸과 수다 떠는 시간이나 연인과의 데이트는 그만한 가치가 있는 법이다.

현재에 집중하고 통제력을 유지하면, 상황을 되돌아보며 이렇게 말할 수 있다. "내가 오후 간식을 안 먹었기 때문에 너무 허기져서 파스타 두 그릇을 먹었구나." 이런 인식이 다음번에는 오후 간식을 우선순위로 고려하도록 유도한다.

주말, 휴가, 회식에서 살아남기

자! 조심해라! 지금부터 '다이어트 위험 구역'에 들어선다. 우리가 과거에 했던 기존의 다이어트는 이런 상황에 대한 대비책이 없거나 그냥 샐러드를 주문하라고 했다. 그런 조언이 통할 리 없다. 샐러드를 주문하지 않거나, 샐러드를 먹고도 포만감이 들지 않아 디저트를 먹고 밀크셰이크까지 마실지 모른다.

휴가, 명절, 휴식 시간, 출장 그리고 주말은 다이어트의 걸림돌이 되곤 한다. 이 악명 높은 '다이어트 위험 구역'은 우리를 한순간 계획에서 벗어나게 하고 결국 처음부터 시작하게 만든다.

다행이도 이런 상황을 통제하고 처리하는 방법을 익히면 다이어트 위험 구역은 당신의 세계에서 깔끔하게 지워진다. 어떻게 다뤄야 할지 아는 인생의 수많은 상황 중 하나가 될 뿐이다. 이런 상황에서 위기 대응 전략을 적용해도 된다. 아니, 사실 사용해야 한다. 하지만, 정신적으로나 생물학적으로 좀 더 대비해 두면 여정이 더 수월할 것이다. 다음은 이를 돕는 추가적인 방법이다.

방법 1. 간단한 아침 습관 만들기

하루를 활기차게 시작할 수 있도록 매일 할 수 있는 무엇일까? 바로 평소에 "물 한 잔을 마신 후 이메일을 확인한 다음 10분간 산책하고 스무디를 만들어 마신다" 같은 간소한 일정을 만들고 꾸준히 실천하면 된다. 휴가, 주말, 스트레스가 많은 아침에도 하던 대로 아침 습관을 실천하면 뇌는 여느 때와 같다고 인식한다.

방법 2. 비상용 '미니 도시락' 준비하기

30분마다 아무 간식이나 먹어대지 않도록 미니 도시락을 준비하자. 살짝 익힌 채소와 삶은 달걀, 포도와 치즈 또는 통곡물 단백질 바 조합을 추천한다.

방법 3. 하루 한 끼는 마음껏 즐기기

휴가를 즐기기 위한 필수 비법이지만 방법은 매우 간단하다. 여행지에서 매일 한 끼는 먹고 싶은 요리를 마음껏 먹고 두 끼는 PHFF식으로 먹으면 된다. 가령 숙소에서 아침은 단백질 커피로 간소하게, 점심은 먹고 싶은 대로 과카몰리를 곁들인 스테이크 타코와 양상추를 먹은 뒤 저녁에는 견과류를 먹는 식이다.

방법 4. 전분 탄수화물은 1가지만 고르기

주로 외식할 때 적용하기 좋은 방법이다. 햄버거와 감자튀김이 너무 먹고 싶으면 햄버거 빵과 감자튀김 중에 더 먹고 싶은 것을 고르는 것이다. 빵 없는 햄버거와 감자튀김을 먹거나 샐러드와 일반 햄버거를 먹으면 된다.

방법 5. 단백질과 건강에 좋은 지방을 먼저 먹는다

나는 파티나 휴일에 이 방법을 자주 활용한다. 먼저 접시에 새우, 채소, 과카몰리, 육류, 견과류, 치즈 같은 PHFF식 음식부터 담는다. 캠핑 가서도 고기, 구운 채소, 샐러드와 함께 따로 준비해 온 달걀을 먹으면 된다. 그다음에 당신이 좋아하는 전분 탄수화물을 한두 종류 골라 한 그릇을 먹으면 된다. 바로 과자, 빵, 브라우니 같은 간식거리를 먹지만 않으면 과식할 가능성이 매우 낮다.

방법 6. 술과 설탕을 함께 먹지 않기

설탕은 술 마실 때 가장 조심해야 할 적이다. 우리 몸의 체계는 신진대사보다 알코올 제거를 항상 우선시한다. 설탕이 들어간 음료, 와인을 비롯한 술, 시럽, 고탄수화물 맥주를 피하자. 무가당 음료와 깔끔한 증류주, 저당 와인이 가장 좋다. 가게에서 음료를 주문할 때 약간의 변경 요청은 무례한 행동이 아니다. 시럽이나 꿀은 빼달라고 하고 탄산수나 무가당 탄산음료를 요청하자. 개인적으로 데킬라, 약간의 오렌지 리큐어, 신선한 라임이 들어간 시럽을 넣지 않는 마르가리타를 추천한다.

방법 7. 평일 저녁은 금주하기

나는 해가 바뀌면 고객들에게 새해 첫 달 동안 '주말에만 술 마시기'라는 숙제를 내주는데 이후 2월이 되면 역효과를 일으키는 '모 아니면 도' 사고방식에서 많이 벗어나며 더불어 알코올 섭취도 점차 줄이게 된다. 이 방법은 다른 사람과 함께 할 때 더 큰 효과를 보이니 책임감 있는 동료를 찾아보자!

방법 8. 숙취 없이 술 즐기기

토요일 밤 즐기는 몇 잔의 하이볼로 살이 찌지는 않지만, 숙취는 폭식을 유발한다. 술을 마신 다음 날 먹을 PHFF식 음식을 미리 준비해 두고, 배달 음식을 최대한 피하자.

내가 초반부에 음식에 대한 통제력을 되찾게 해주겠다고 언급했던 것을 기억하는가? 지금부터 시작하겠다. 당신은 가장 어려운 상황에서도 능숙하게 대처할 수 있고, 매일 매 순간 몸을 위한 올바른 결정을 내리는 방법을 배웠다. 바닷가에 갔든, 이별의 아픔을 겪고 있든, 친구들과 술자리를 즐기든 말이다.

일주일 돌아보기

지금까지 한 주를 계획하고 실천했으니, 다시 다음 주를 계획해야 하지만 그 전에 반드시 거쳐야 할 중요한 단계가 있다. 다음 주 계획을 세우기 전 먼저 한 주를 되돌아보는 시간을 가지자. 돌아보기는 내가 만든 개념이 아니다. '시간이 없어서', "요즘 정신이 없어서" 같은 말을 자주 하는 사람들에게 효과적인 고전적인 효율성 증대 전략이다. 이 검토 과정은 기술이나 방법보다 무의식적인 삶에서 벗어나려는 의도가 훨씬 더 중요하다. 의도적인 삶을 살 기회이자, 솔직하게 자신을 인식할 기회이다. 무엇이 잘됐고 무엇이 부족한지 되돌아보고 그 정보를 바탕으로 다음 주에 긍정적인 변화를 일으키는 것이다.

돌아보기를 삶의 우선순위로 삼고 살아간다면, 언젠가 인생을 돌아보며 "나는 그동안 뭘 했을까? 언제 이렇게 세월이 흘러가 버린 거야"라고 후회하지 않으리라 보장한다. 5~10분밖에 걸리지 않지만, 한 주를 더욱 여유롭게 보내고 자신을 우선순위로 챙기게 된다. 나는 다음과 같은 질문을 던지고 답하는 방식으로 이 과정을 진행하지만, 당신에게 가장 잘 맞는 방식을 택하면 된다.

- 일주일간 PHFF 식단을 잘 지켰는가?
- 목표한 근력 운동 횟수를 채웠는가?
- 계획한 만큼 활동했는가?
- 내 몸에 필요한 만큼 잠을 잤는가?
- 스트레스 완화 활동을 실천했는가?
- 섬유질이 풍부한 식품과 발효 식품을 다양하게 섭취했는가?

다음은 위 질문들을 토대로 나의 주간 계획을 검토한 예시다.

일주일 내내 PHFF 식단을 잘 지켰고 계획을 지키기 어려울 때는 '위기 대응 전략'을 활용해서 의도적으로 준비했다. 근력 운동을 네 번 했지만, 생각했던 만큼 많이 움직이지는 못했다. 다음 주에는 전화 통화나 다른 작업 중에 활동을 같이 할 수 있도록 신경 써야겠다. 화요일 밤에는 잠을 거의 못 잤는데 다음에 이런 상황이 생기면 다른 결정을 해야겠다. 다음 날 컨디션을 고려하면 늦게 자는 것보다 일찍 일어나는 편이 훨씬 낫다. 스트레스 해소 활동은 잘 실천했고 섬유질이 풍부한 식품도 잘 먹었다. 하지만 발효 식품 섭취는 좀 더 늘려야겠다. 생 피클과 플레인 그릭요거트를 장보기 목록에 추가했다.

이렇게 정리하면 주간 일정에 개선점을 바로 적용하고 실천할 수 있다. 이 과정이 정말 효과가 있을까? 어떻게 알 수 있을까?

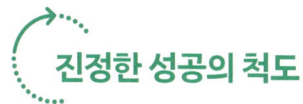
진정한 성공의 척도

다이어트 업계는 단기간의 노력이 장기적인 결과로 이어진다고 당신을 세뇌했다. 그러므로 잠시 다음 문구를 세 번 따라 읽으며 마음속 깊이 새겨두자.

지속 가능한 체중 감량은 시간이 걸린다.

시작하고 한 달 만에 허리 치수가 줄어드는 사람이 있는가 하면 몇 달에 걸쳐 느리지만 꾸준히 체중이 줄어드는 사람도 있고 3~4개월을 열심히 노력해도 체중 변화가 없는 사람도 있다. 변화의 속도는 사람마다 다르고, 때로는 문제를 파악하기 위해 추가 검사가 필요할 수도 있다. 다만, 어떤 상황이든 다음 달에는 완전히 새로운 상태가 돼야 한다는 압박감을 버려야 한다.

아직도 헷갈리는 사람들에게 확실히 말하자면, 나는 즉각적인 체중 감량이나 신속한 해결책에는 전혀 관심이 없다. 알렉스처럼 요요를 겪고 자포자기해 본 사람이라면 내게 공감하리라 확신한다.

당신이 앞으로 계속 자기 모습에 자신감을 가지고 자랑스러워하게끔 돕는 것, 매일 매 순간 몸이 요구하는 바를 정확히 파악하는 것, 이것이 나의 관심사다. 나는 당신이 자기 자신에 대한 믿음을 가지고 자기 몸에 대해서는 그 누구도 아닌 스스로 결정하길 바란다. 그리고, 그 첫걸음에 이 책을 활용하길 바란다.

탄수화물을 더 먹어야 할까? 줄여야 할까? 아침에 단백질을 더 먹어야 하나? 답이 정해진 수학 문제가 아니라 내가 몸에 대한 인식을 결정하는 것이다. 몸의 신호를 읽는 방법을 실천하다 보면 갈수록 더 세밀하게 인식하게 되는데, 정말 즐거울 것이라고 장담한다!

건강보다 체중계 숫자를 중요하게 생각하면 한낱 숫자가 당신의 정신적·육체적 건강을 결정한다. 체중계 숫자에 연연하지 말자. 숫자는 당신이 의미를 부여하지 않으면 아무것도 아니다. 이와 관련해 내가 정말 수없이 반복해 온 대화가 있다.

고객: "체중계 숫자가 전혀 변하지 않아서 너무 답답해요."
나: "알려준 진행 상황 확인법도 하고 있어요? 그것도 변화가 없어요?"
고객: "아뇨! 거울로 보면 변화가 확실히 느껴져요. 그런데 왜 체중은 그대로인지, 이해가 안 되고 너무 초조해요."
나: "그냥 체중계를 갖다 버리세요."

몸에 근육이 붙기 시작하면, 체중 변화 없이도 바지가 헐렁해지곤 한다. 지방을 태우고 염증을 줄이는 근육이 증가하여 염증성 지방이 줄어들고 있는 상태로, 아주 반가운 신호다!

나는 매년 한 달 동안 몸무게를 재지 않는 '체중계 버리기 도전'

을 진행한다. 이 도전의 목적은 아침에 체중계를 없앴을 때 음식을 대하는 태도에 어떤 변화가 생기는지 관찰하는 것이다. 과연 변화가 생길까? 체중계 숫자를 신경 쓰지 않을 때 허기와 포만감을 더 잘 느끼게 됐을까? 매일 체중을 쟀던 때와 비교했을 때 전반적인 기분은 어떨까? 체중계 숫자 때문에 기분과 식습관에까지 영향을 받는 사람이라면 한 달간 체중계 없이 지내는 도전에 참여해 보자!

BEFORE&AFTER

- 조는 내가 "당신 몸이 필요한 것을 스스로 말할 거예요"라고 했을 때 내가 미친 사람인 줄 알았다고 했다. 조는 웃으며 내 몸이 필요하다고 알려주는 것은 맥주뿐이라고 말했다. 그러나 단 2주간 PHFF 식단을 따른 후, 조는 친구들과 저녁을 보내게 됐는데 맥주를 마시며 문득 단백질을 좀 먹어야겠다는 생각이 들어서 빵 없는 버거를 주문하고는 자신도 깜짝 놀랐다고 한다!

- 다이애나는 최대한 PHFF식으로 식사했고, 잠을 깊이 잤으며 스트레스 관리도 하는 등 100%는 아니지만 올바른 방법을 따르고 있음에도 불구하고 몇 달 동안 정체기를 겪었다. 그런데 체중계를 없애자 한 달 만에 허리둘레가 8cm가량 줄었다. 바지가 헐렁해지고 더 활기차게 생활하게 됐다! 다이애나는 체중계 숫자가 기분과 음식 선택을 좌우하고 있었다는 사실을 깨달았다. 지금도 가끔 자극적인 음식을 먹긴 하지만, 이전보다 훨씬 더 의식적으로 결정하고, 더는 체중계 숫자가 늘어났다고 해서 나쁜 하루를 보내지 않는다.

에필로그

당신은 이미 건강해지고 있다

　이 책을 읽는 동안 당신에게 일어난 변화를 과소평가하지 마라. 배운 방법들을 실천으로 하나도 옮기지 않았더라도, 당신은 이미 새로운 자유를 느끼고 있으며, 이미 새로운 모습으로 거듭나고 있다.

　익숙해질 때까지 앞으로 100일간 위기 대응 매뉴얼을 이용해야 할 수도 있지만, 중요한 것은 포기하지 않고 계속 나아갈 만큼 자신을 소중히 여기고 있다는 점이다.

　내 몸에 호기심을 가지고 탐구했던 과정과 8장에서 다룬 마주하기 어려운 실체를 기꺼이 바라보고 극복하려 했던 시도만으로도 이미 더 나은 단계에 들어섰다. 아주 작은 변화라도 시간이 지나며 쌓이고 쌓여 어느 날 문득 "내가 정말 해낸 걸까? 이게 내 진짜 모습이 된 걸까?" 하고 놀라게 될 것이다.

이 책을 쓴 이유는 음식과 체중에 집착하지 않는 삶을 알려주기 위해서다. 당신은 이 여정을 믿고 함께하고자 했기에 이미 이 삶에 젖어들었다. 아니, 정확히는 이미 그런 삶을 살고 있다!

초고에 첫 단어를 결정한 뒤 꼭 1년 만에 이 책을 마무리하며, 나는 자신을 위한 헌신과 새로운 시도에 대한 의지를 보인 당신이 자랑스러워 벅찬 마음이다. 비록 당신을 직접 만나보진 못했지만, 나 역시 한때는 알렉스와 당신처럼, 같은 고민, 같은 감정, 같은 생각을 했다.

그렇기에 당신도 나처럼 완벽하지 않아도 계속 앞으로 나아가리라고 확신한다. 우리 인생에 정해진 공식은 없기에, 다양한 시기와 상황을 마주했을 때 그에 적절한 방식으로 대응하며 더 발전하게 될 것이다. 신진대사 혁명을 통한 새로운 삶이 지금 시작된다.

참고 문헌

이 책에서 다룬 내용을 뒷받침하는 중요한 관련 연구와 논문, 전문가의 주장을 수록했다. 쉽게 참고할 수 있도록 주제별로 나누어 정리했다.

▶ 다이어트/체중 감량

Centers for Disease Control and Prevention. "About adult BMI.", Centers for Disease Control and Prevention, (June 3, 2022).
https://www.cdc.gov/healthyweight/assessing/bmi/adult_bmi/index.html

Davy, S. R., Benes, B. A., and Driskell, J. A. "Sex differences in dieting trends, eating habits, and nutrition beliefs of a group of midwestern college students.", Journal of the Academy of Nutrition and Dietetics 106, no. 10 (2006): 1673–77.
https://doi.org/10.1016/j.jada.2006.07.017

"The U.S. Weight Loss Market: 2024 Status Report & Forecast",Marketdata LLC, (March, 2024).
https://www.researchandmarkets.com/r/31b44w

Popkin, B. M., and Hawkes, C. "Sweetening of the global diet, particularly beverages: Patterns, trends, and policy responses.", Lancet: Diabetes & Endocrinology 4, no. 2 (2016): 174–86.
https://doi.org/10.1016/s2213-8587(15)00419-2.

Rolls, B. J., Fedoroff, I. C., and Guthrie, J. F. "Gender differences in eating behavior and body weight regulation.", Health Psychology 10, no. 2 (1991): 133–42. https://doi.org/10.1037/0278-6133.10.2.133.

San-Millán, I., and Brooks, G. A. "Assessment of metabolic flexibility by means of measuring blood lactate, fat, and carbohydrate oxidation responses to exercise in professional endurance athletes and less-fit individuals.", Sports Medicine 48, (2018): 467–79.
https://doi.org/10.1007/s40279-017-0751-x

▶ 필수 영양소

DiNicolantonio, J., and O'Keefe, J. H. "Does fish oil reduce the risk of cardiovascular events and death? Recent level 1 evidence says yes: Pro: Fish oil is useful to prevent or treat cardiovascular disease.", Missouri Medicine 118, no. 3 (2021): 214–218.
https://pubmed.ncbi.nlm.nih.gov/34149080

Di Stefano, S. "The myth of optimal protein intake.", Mind Pump Media (June 23, 2016).
https://www.mindpumpmedia.com/blog/the-myth-of-optimal-protein-intake

Harris, W. S., Mozaffarian, D., Lefevre, M., Toner, C. D., Colombo, J., Cunnane, S. C., Holden, J. M., et al. "Towards establishing dietary reference intakes for eicosapentaenoic and docosahexaenoic acids.", Journal of Nutrition 139, no. 4 (2009): 804S–19S.
https://doi.org/10.3945/jn.108.101329

Hu, F. B., Stampfer, M. J., Manson, J. E., Rimm, E., Colditz, G. A., Rosner, B. A., Hennekens, C. H., et al. "Dietary fat intake and the risk of coronary heart disease in women.", New England Journal of Medicine 337, (1997): 1491–99.
https://doi.org/10.1056/nejm199711203372102

Institute of Medicine, "Dietary reference intakes for energy, carbohydrate, fiber, fat, fatty acids, cholesterol, protein, and aminoacids.", National Academies Press (2005).
https://doi.org/10.17226/10490

Lyon, G. "Are you committing carb-o-cide?", YouTube, (May 23, 2020).
https://www.youtube.com/watch?v=Cg1Ng4JwxpA

Martínez-González, M. Á., and Sánchez-Villegas, A. "Review: The emerging role of Mediterranean diets in cardiovascular epidemiology: Monounsaturated fats, olive oil, red wine or the whole pattern?", European Journal of Epidemiology 19, no. 1 (2004): 9–13.

https://doi.org/10.1023/b:ejep.0000013351.60227.7b.

Mensink, R. P., Zock, P. L., Kester, A. D. M., and Katan, M. B. "Effects of dietary fatty acids and carbohydrates on the ratio of serum total to HDL cholesterol and on serum lipids and apolipoproteins: A meta-analysis of 60 controlled trials.", American Journal of Clinical Nutrition 77, no. 5 (2003): 1146–55.
https://doi.org/10.1093/ajcn/77.5.1146

Patterson, E., Wall, R., Fitzgerald, G. F., Ross, R. P., and Stanton, C. "Health implications of high dietary omega-6 polyunsaturated fatty acids.", Journal of Nutrition and Metabolism 2012, (2012): 1–16.
https://doi.org/10.1155/2012/539426

Phillips, S. M., and Van Loon, L. J. C. "Dietary protein for athletes: From requirements to optimum adaptation.", Journal of Sports Sciences 29, no. Suppl. 1 (2011): S29–S38.
https://doi.org/10.1080/02640414.2011.619204

"Dr. Gabrielle Lyon: We aren't over fat, we are under muscled.", Episode in: Health Coach Radio (podcast). (November 17, 2021).
https://podcasts.apple.com/au/podcast/we-arent-over-fat-we-are-under-muscled-dr-gabrielle-lyon/id1453608008?i=1000542247128

▶ 근육과 근력 운동

"Iñigo San Millán, Ph.d.: Zone 2 training and metabolic health.", Episode 85 in: The Peter Attia Drive (podcast). (December 23, 2019).
https://peterattiamd.com/inigosanmillan

Bowman. K., "What is nutritious movement?", YouTube, (February 1, 2016).
https://www.youtube.com/watch?v=eeN8efGa6C0.

Buckley, J. P., Mellor, D. D., Morris, M., and Joseph, F. "Standing-based office work shows encouraging signs of attenuating post-prandial glycaemic excursion.", Occupational and Environmental Medicine 71, no. 2 (2013): 109–11.
https://doi.org/10.1136/oemed-2013-101823.

Colberg, S. R., Zarrabi, L., Bennington, L., Nakave, A., Thomas Somma, C., Swain, D. P., and Sechrist, S. R. "Postprandial walking is better for lowering the glycemic effect of dinner than pre-dinner exercise in type 2 diabetic individuals.", Journal of Post-acute and Long-term Care Medicine 10, no. 6 (2009): 394–97.
https://doi.org/10.1016/j.jamda.2009.03.015

Erickson, M. L., Jenkins, N. T., and McCully, K. K. "Exercise after you eat: Hitting the postprandial glucose target.", Frontiers in Endocrinology 8, (2017).
https://doi.org/10.3389/fendo.2017.00228

"Dr. Peter Attia: Exercise, nutrition, hormones for vitality & longevity.", Episode in: Huberman Lab (podcast). Scicomm Media, (August 15, 2022).
https://podcasts.apple.com/us/podcast/dr-peter-attia-exercise-nutrition-hormones-for-vitality/id1545953110?i=1000576100900

Paluch, A. E., Bajpai, S., Bassett, D. R., Carnethon, M. R., Ekelund, U., Evenson, K. R., Galuska, D. A., et al. "Daily steps and all-cause mortality: A meta-analysis of 15 international cohorts.", Lancet Public Health 7, no. 3 (2022): E219–28.
https://doi.org/10.1016/s2468-2667(21)00302-9

▶ 수면

Academy of General Dentistry "Mouth breathing can cause major health problems.", Science Daily. (April 6, 2010)
https://www.sciencedaily.com/releases/2010/04/100406125714.htm

Al Khatib, H. K., Harding, S. V., Darzi, J., and Pot, G. K. "The effects of partial sleep deprivation on energy balance: A systematic review and meta-analysis.", European Journal of Clinical Nutrition 71, no. 5 (2016): 614–24.
https://doi.org/10.1038/ejcn.2016.201

Centers for Disease Control and Prevention "1 in 3 adults don't get enough sleep.", Centers for Disease Control and Prevention, (February 18, 2016).
https://www.cdc.gov/media/releases/2016/p0215-enough-sleep.html

Greenfield, B. (host) "The man behind the advanced sleep hacking tactics used by the world's most elite athletes: Meet Nick Littlehales.", Episode in: Ben Greenfield Life (podcast). (September 19, 2015).
https://bengreenfieldlife.com/podcast/sleep-podcasts/sleep-hacking-tactics-with-nick-littlehales

Hanlon, E. C., Tasali, E., Leproult, R., Stuhr, K. L., Doncheck, E., de Wit, H., Hillard, C. J., et al. "Sleep restriction enhances the daily rhythm of circulating levels of endocannabinoid 2-arachidonoylglycerol.", Sleep 39, no. 3 (2016): 653–64.
https://doi.org/10.5665/sleep.5546

Johns Hopkins Medicine "The science of sleep: Understanding what happens when you sleep.", Johns Hopkins Medicine, (August 8, 2021).
https://www.hopkinsmedicine.org/health/wellness-and-prevention/the-science-of-sleep-understanding-what-happens-when-you-sleep

Nedeltcheva, A. V., Kilkus, J. M., Imperial, J., Schoeller, D. A., and Penev, P. D. "Insufficient sleep undermines dietary efforts to reduce adiposity.", Annals of Internal Medicine 153, no. 7 (2010): 435–41.
https://doi.org/10.7326/0003-4819-153-7-201010050-00006

Schwab, R. J. "Snoring." In: "Neurologic disorders: Sleep and wakefulness disorders.", Merck Manual Professional Version, (June, 2024).
https://www.merckmanuals.com/professional/neurologic-disorders/sleep-and-wakefulness-disorders/snoring

Taheri, S., Lin, L., Austin, D., Young, T., and Mignot, E. "Short sleep duration is associated with reduced leptin, elevated ghrelin, and increased body mass index.", PLoS Medicine 1, no. 3 (2004): e62.
https://doi.org/10.1371/journal.pmed.0010062

Tasali, E., Wroblewski, K., Kahn, E., Kilkus, J., and Schoeller, D. A. "Effect of sleep extension on objectively assessed energy intake among adults with overweight in real-life settings.", JAMA Internal Medicine 182, no. 4 (2022): 365–74.
https://doi.org/10.1001/jamainternmed.2021.8098

Walker, M. "Matthew Walker teaches the science of better sleep", (online class). MasterClass. (n.d.).
https://www.masterclass.com/classes/matthew-walker-teaches-the-science-of-better-sleep

Watson, N. F., Badr, M. S., Belenky, G., Bliwise, D. L., Buxton, O. M., Buysse, D., Dinges, D. F., et al. "Recommended amount of sleep for a healthy adult: A joint consensus statement of the American Academy of Sleep Medicine and Sleep Research Society.", Sleep 38, no. 6 (2015): 843–44.
https://doi.org/10.5665/sleep.4716

▶ 스트레스 관리

"Stress in America.", American Psychological Association, (n.d.).
https://www.apa.org/news/press/releases/stress

Castillo, B. "What is the Get Coached Model?" The Life Coach School, (January 19, 2022).
https://thelifecoachschool.com/self-coaching-model-guide

Edwards, M. K., and Loprinzi, P. D. "Experimental effects of brief, single bouts of walking and meditation on mood profile in young adults.", Health Promotion Perspectives 8, no. 3 (2018): 171–78.
https://www.ncbi.nlm.nih.gov/pmc/articles/PMC6064756

Goldstein, M. R., Lewin, R. K., and Allen, J. J. "Improvements in well-being and cardiac metrics of stress following a yogic breathing workshop: Randomized controlled trial with active comparison.", Journal of American College Health 70, no. 3 (2020): 918–28.
https://doi.org/10.1080/07448481.2020.1781867

Monat, A., and Lazarus, R. S. (Eds.), Stress and Coping: An Anthology. 3rd ed, New York: Columbia University Press, (1991).

North Dakota State University "Walking can help relieve stress.", Extension and Ag Research News, (2011).
https://www.ag.ndsu.edu/news/newsreleases/2011/aug-8-2011/walking-can-help-relieve-stress

Pahwa, R., Goyal, A., and Jialal, I. "Chronic inflammation", StatPearls Publishing. (2022).
https://www.ncbi.nlm.nih.gov/books/NBK493173

Tan, S. Y., and Yip, A. "Hans Selye (1907–1982): Founder of the stress theory.", Singapore Medical Journal 59, no. 4 (2018): 170–71.
https://doi.org/10.11622/smedj.2018043

▶ 장 건강

Huberman, A. (host) "Dr. Justin Sonnenburg: How to build, maintain & repair gut health.", Episode in: Huberman Lab (podcast). Scicomm Media, (March 7, 2022).
https://podcasts.apple.com/us/podcast/dr-justin-sonnenburg-how-to-build-maintain-repair-gut/id1545953110?i=1000553144505.

Pollan, M., In defense of food: An eater's manifesto. New York: Penguin, (2009).

Terry, N., and Margolis, K. G. "Serotonergic mechanisms regulating the GI tract: Experimental evidence and therapeutic relevance.", Gastrointestinal Pharmacology. vol 239, (2016): 319–42.
https://doi.org/10.1007/164_2016_103.
Wastyk, H. C., Fragiadakis, G. K., Perelman, D., Dahan, D., Merrill, B. D., Yu, F. B., Topf, M., et al. "Gut-microbiota-targeted diets modulate human immune status.", Cell 184, no. 16 (2021): 4137–4153. e14.
https://doi.org/10.1016/j.cell.2021.06.019

▶ 마음가짐

Darley, J. M., and Batson, C. D. "'From Jerusalem to Jericho': A study of situational and dispositional variables in helping behavior.", Journal of Personality and Social Psychology 27, no. 1 (1973): 100–108.
https://doi.org/10.1037/h0034449

Hardy, B. "This 10-minute routine will increase your clarity and creativity.", Medium, (December 21, 2021).
https://medium.com/@benjaminhardy/this-10-minute-routine-will-increase-your-clarity-and-

Morsella, E., Godwin, C. A., Jantz, T. K., Krieger, S., and Gazzaley, A. "Homing in on consciousness in the nervous system: An action-based synthesis.", Behavioral and Brain Sciences 39, (2016): E168.
https://pubmed.ncbi.nlm.nih.gov/26096599/

Oakwater, H. "Robert Dilts explains NLP Logical Levels of learning & change + impact of trauma (part 1).", YouTube, (May 29, 2018).
https://www.youtube.com/watch?v=hrK9_ZPo790.

METABOLISM  MAKEOVER

옮긴이 **방경오**
바른번역 소속으로 책을 옮기고 있다. 아홉 살 딸이 읽을 책을 옮긴다는 생각으로 한 문장 한 문장 아껴가며 옮기는 자칭 타칭 딸바보다. 옮긴 책으로 『당당한 육아』, 『이순신 : 추락한 영웅』 등이 있다.

신진대사 혁명

초판 1쇄 발행 2025년 8월 20일
초판 3쇄 발행 2025년 10월 1일

지은이 메건 한센
옮긴이 방경오
펴낸이 김선준

편집이사 서선행
책임편집 천혜진 **편집1팀** 이주영, 김송은
디자인 김세민 **표지 디자인** 강수진
마케팅팀 권두리, 이진규, 신동빈
홍보팀 조아란, 장태수, 이은정, 권희, 박미정, 조문정, 이건희, 박지훈, 송수연, 김수빈
경영관리 송현주, 윤이경, 임해랑, 정수연

펴낸곳 ㈜콘텐츠그룹 포레스트 **출판등록** 2021년 4월 16일 제2021-000079호
주소 서울시 영등포구 여의대로 108 파크원타워1, 28층
전화 02)332-5855 **팩스** 070)4170-4865
홈페이지 www.forestbooks.co.kr
종이 ㈜월드페이퍼 **출력·인쇄·후가공·제본** 한영문화사
ISBN 979-11-94530-53-4 (03510)

- 책값은 뒤표지에 있습니다.
- 파본은 구입하신 서점에서 교환해드립니다.
- 이 책은 저작권법에 의하여 보호를 받는 저작물이므로 무단 전재와 복제를 금합니다.

㈜콘텐츠그룹 포레스트는 독자 여러분의 책에 관한 아이디어와 원고 투고를 기다리고 있습니다. 책 출간을 원하시는 분은 이메일 writer@forestbooks.co.kr로 간단한 개요와 취지, 연락처 등을 보내주세요. '독자의 꿈이 이뤄지는 숲, 포레스트'에서 작가의 꿈을 이루세요.